医療・介護 DX

～コロナデジタル敗戦から AI まで～

武藤正樹

社会福祉法人日本医療伝道会衣笠病院グループ相談役

日本医学出版

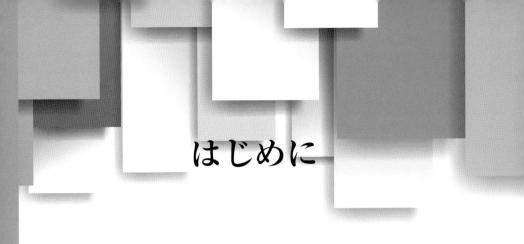

はじめに

　光は暗闇の中で輝いている。暗闇は光を理解しなかった（ヨハネによる
福音書 1:5）

　2020 年代の最初の 2 年間は、わが国の医療介護デジタル・トランス
フォーメーション（DX）にとっては画期的な年となった。2021 年 9 月デ
ジタル庁が開設、2022 年 10 月医療 DX 推進本部がスタートした。日本で
は 2000 年の IT 基本法により本格的なデジタル戦略が作成されたものの、
その進みは遅々としていた。
　それを決定づけたのがコロナ禍の中のデジタル敗戦である。コロナ禍の
中で、接触アプリ COCOA（ココア）の不具合、入力作業に手間取り現場
ではため息しかでなかった HER-SYS（感染者等情報把握・管理システム）、
コロナの特別定額給付金のオンライン申請のつまずきなど、一挙に日本の
デジタル後進性が浮き彫りになった。
　日本の DX の歴史は今回のコロナ禍も含めて光と闇の連続だ。最初の光
と闇は 1983 年の「レインボープラン」の失敗の闇と 2018 年のナショナル
データベースの成功の光である。旧厚生省はレインボープランとして医療
機関の診療報酬請求書（レセプト）の電算化をいち早く打ち出す。国の医
療 DX 政策の先駆けである。ところが、マスコミがこのレインボープラン
を「不当・不正請求の排除が目的である」と書き立てたため、医師会の大

反発を招いて、計画はとん挫する。これによってレセプト電算化が30年近くも遅れた。しかしようやく電子化されたレセプトデータにより、世界でも最大級のデータベースNDB（ナショナルデータベース）が2018年に生まれる。

日本では医療機関の電子化は世界に先駆けて早かった。1960年代に民間ITベンダーのおかげで医事会計システムやレセプトコンピュータの開発が進み、それをベースに医療機関の医療情報システム化が進んだ。しかし民間ITベンダーの開発競争の陰で各社でデータの囲い込みが起こり、ベンダー間のデータの交換規格の標準化が遅れた。世界標準のデータ交換規格HL7FHIRの実装が始まるのはつい最近のことだ。世界的にも早かった医療機関の情報化の流れは、情報の交換規格の標準化に大幅な後れをとった。

電子カルテの普及の遅れも日本では際立っている。電子カルテの普及は北欧を始めとする欧州諸国では90％～100％普及しているのに対して、日本ではいまだ47％だ。そもそも電子カルテの普及に対する戦略的な取り組みが日本ではなされてこなかった。日本では電子カルテは現場の効率化の観点でしか捉えられていなかった。先進各国では電子カルテデータの二次利活用を国の医療情報政策の一環として明確に位置付けている。

最後にわが国の最近のDXの思わぬ成功事例にも触れておこう。医療介護DXの一丁目一番地ともいえる国民共通番号のマイナンバーカードの普及率が2023年1月の時点で60％にもなった。欧州先進各国では、英独仏ともマイナンバーの導入については国民のプライバシーに対する懸念から導入に失敗している。日本はそうした欧州諸国を尻目にマイナンバーの導入にいち早く成功した。成功の理由は2007年の消えた年金記録の闇のおかげである。年金記録はそれぞれの年金制度ごとに異なる個人番号で管理していた。この年金記録を基礎年金番号に統合した際に、古い番号のまま

で残っていた5千万件の年金記録が、本人確認ができず持ち主不明のまま残った。このため国民共通番号であるマイナンバーの必要性にようやく国民が気付いた。日本のマイナンバーの成功は消えた年金記録の暗闇から現れた光ともいえる。このようにDXの光は暗闇からしか生まれてこない。

　本書では、こうした医療介護DXの光と闇の歴史をふりかえりながら、近未来のDXの光を一緒に探しに行こう。

2023年3月　横浜港南台にて

武藤　正樹

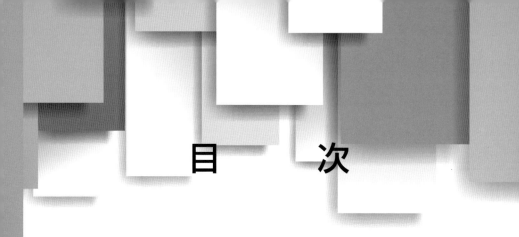

目　　次

第1章
コロナ禍とデジタル敗戦

　本章ではわが国のこれまでの医療 DX の歴史を振り返ってみよう。わが国の医療 DX の歴史は光と暗闇が交互する歴史だった。特に最近のコロナ禍で、わが国のデジタル後進性が露わとなった。運用に失敗した COCOA、データ入力にため息しかでなかった HER-SYS など。しかし同時に光も見えてきた。コロナ禍で進んだオンライン診療、そして医療 DX の一丁目一番地ともいえるマイナンバー制度の導入の成功だ。こうしたコロナ禍のデジタル敗戦からマイナンバーの成功までを見ていこう。しかしその成功の影にすでに医療機関に対するサイバー攻撃の暗闇がせまる・・・。

 ## 1 コロナ禍とデジタル敗戦

　新型コロナはわが国をはじめ各国においてもデジタルの革新をもたらした。わが国でもスマートフォンを活用した新型コロナウイルス感染者の接触確認アプリ「COCOA」や、感染者等情報把握・管理システム（HER-SYS）など。しかし COCOA はその不具合から廃止となり、HER － SYS も入力作業に手間取り現場での評価は惨憺たるものだった。まさにコロナで浮かび上がったデジタル技術の後進性とデジタル敗戦の現状だった。一方、初診からのオンライン診療やオンライン服薬指導については、コロナ禍で唯一進んだデジタル技術だ。コロナとデジタルヘルスの国内外の現状

を見ていこう。

1　デジタルヘルス

　ヘルスケア分野における先端デジタル技術は「デジタルヘルス（Digital Health）」と呼ばれている。しかしその明確な定義は今のところない。米国食品医薬品局（FDA：Food and Drug Administration）によると、「デジタルヘルスは、スマートフォンやソーシャル・ネットワーキング・サービス（SNS）などのデジタル技術によって、患者や消費者が健康や健康関連の活動をより管理・追跡しやすくするものであり、人・情報・技術およびコネクティビティが融合することで、医療と健康の成果（アウトカム）を向上させるもの」とされている。

　しかし広義には、医療現場で使用される高精度な分析・診断支援機器や、電子カルテシステムから歩数計測や心拍数などのバイタルデータが管理できるスマートウォッチのような、一般消費者が気軽に使える健康管理・増進のための製品やサービスまでを含む。また医療の現場では、MRIやCT画像の遠隔画像診断、AI（人工知能）による画像診断支援、ダヴィンチなどのような手術支援ロボット、介護ロボットまで、非常に広い範囲がデジタルヘルスに含まれる。

　新型コロナのパンデミックでは、こうしたデジタルヘルスへの技術シフトが一挙に加速した。

2　新型コロナとデジタルヘルス

（1）失敗に終わった COCOA

　新型コロナウイルス感染が拡大する中、各国政府はスマートフォンを活用した感染者接触確認アプリの導入を急いだ。その多くがこれまでの衛星利用の位置測定システム、グローバル・ポジショニング・システム（GPS）

を用いたものではなく、「ブルートゥース（Bluetooth）」を活用した新システムだ。ブルートゥースとは、「近距離でデジタル機器のデータをやり取りする無線通信技術」のことだ。指定された距離内で一定時間以上接触した場合、ランダムな符号をお互いがやり取りし、後から感染が判明した場合に接触履歴があるアカウントに対して通知がいくという仕組みだ。

　シンガポール政府は 2020 年 3 月、国内向けに追跡ソフト「Trace Together」の提供を開始、同年 4 月までの 1 か月に 110 万ダウンロードを達成し、シンガポールの 570 万人の人口の 19％に普及したという。この仕組みもブルートゥースを使い、2 台の端末が 2 メートル以内に接近して 30 分以上経過した場合にランダムな符号が交換され、そのデータをスマートフォンの端末内に 3 週間保存し、ユーザーの感染が判明した場合、2 週間前までさかのぼって接触があったユーザーに通知されるという。同様な追跡システムはドイツ、イギリス、オーストラリア政府も導入を行っている。

　わが国においても、2020 年 6 月に感染者接触確認アプリ「COCOA」が導入された。導入されたアプリでもブルートゥースを使用して、感染者と 1 メートル以内、15 分以上の接触した可能性について通知を受け取ることができる仕組みとした。利用者は感染者と接触した可能性がわかることで、検査の受診など保健所のサポートを早く受け取ることができる。ところがこの COCOA は運用開始後まもなく、「感染者と接触しても通知が届かない」、「通知が届いて保健所に電話しても保健所が COCOA の対応で通話がつながらずどうしていいかわからない」などトラブルが続出した。結局、2022 年 9 月には COCOA は運用停止に追い込まれる。

　当初予算 4 億円で開発が始まった COCOA は結局、累計 13 億円の予算をかけて、ダウンロード数は 4000 万件と当初の目標「国民の 6 割近く」にも達せずに 2 年で運用停止となった。原因は当初予算の少なさと、こう

したアプリ開発の経験のない厚生労働省に開発の指揮をとらせたことだろう。こうした失敗についてもきちんと検証すべきだろう。

(2) ため息しか出なかった HER-SYS の入力作業

　わが国では新型コロナ関連の情報システムとして、2020 年 3 月に新型コロナウイルス感染者等情報把握・管理システムである HER-SYS（ハーシス）を導入した。HER-SYS は今回の新型コロナで新たに開発されたシステムである。しかし HER-SYS は入力作業の手間があまりにも多く、現場ではため息しかでなかった。

　HER-SYS では、新型コロナウイルス感染者等の情報を電子的に入力、一元的に管理し医療機関・保健所・都道府県等の関係者間で共有するシステムだ。システムは感染患者数の増加や感染者の居所の多様化、広域調整にも備えたシステムとして開発され、情報はインターネットを経由してクラウド上に蓄積する。

　HER-SYS に情報入力を行うのは新型コロナウイルス感染症患者の入院の受入れや PCR 検査等を行う医療機関（医療機関、保健所、帰国者・接触者外来、地域外来・検査センター等）である。入力項目は入院情報（入退院日、入院医療機関名・医師名、症状・重症度など）、患者情報（ICU・人工呼吸器・ECMO 使用状況、転帰など）、検査・診断情報（問診関連情報、基礎疾患の有無など）で、患者の状態変化に沿ってリアルタイムに入力する。

　また軽症患者もスマートフォン等を通じて自らの健康情報を入力することができる。このように感染者等の状態変化を迅速に把握しその対応もできるのが特徴だった。また患者の行動履歴や接触者一覧を把握することで、クラスター対策の効率化を目指すとした。

　しかし HER-SYS は導入後、度重なる運用見直しに追われた。課題はその入力負荷の大きさだ。当初は患者の個人情報や症例に加えて、濃厚接触

の追跡に使う関連情報など約 120 項目の入力が必要だった。このため医療機関や保健所が 1 件当たりの手入力になんと 20 〜 30 分も要したという。この現場からの入力の手間の悲鳴を受けて、国は入力項目数を 7 項目までに減らした。しかし、けた違いに感染者が増えた 2022 年の第 7 波からは HER-SYS の事務負担はますます増えるばかりとなった。結局、政府は 2022 年 9 月から感染者の全数を把握せず重症者などに絞る運用に切り替えた。この間、HER-SYS に投入した予算は累計 50 億円にも及んだという。HER-SYS の失敗の理由は感染症のサーベイランスシステムと保健所が濃厚接触者の調査や疑い患者の健康観察をする業務システムを一緒にしたことだ。このため入力作業が膨大となった。

　実は HER-SYS の導入前に、すでにサーベイランスと接触者調査や健康観察を切り離したシステムがすでに出来ていた。それが北見工業大学工学部の奥村貴史教授らの研究グループが厚生労働省の研究補助金を基に構築した「症例情報迅速集積システム（FFHS)」である。FFHS ではサーベイランスに必要な情報だけを集めるため、項目は 7 項目に絞り込んだ。それも項目欄のチェックだけで済むので、入力時間は 1 件あたり 1 分以内だという。また手書き書類から OCR で自動読み取りを行う機能も実装した。

　この FFHS はなぜか 2020 年 3 月に HER-SYS を構築するときには全く顧みられなかったのだ。FFHS の開発予算は 2000 万円、なぜ FFHS が顧みられなかったかの検証が必要だ。

（3）成功したオンライン診療

　一方、成功事例もある。新型コロナウイルスの感染拡大に伴い、内閣府の規制改革推進会議の強い働きかけもあり、厚生労働省は時限的・特例的な措置により、2020 年 4 月 13 日から「初診からのオンライン診療」を解禁した。これを受けてオンライン診療を取り入れる医療機関も増え、患者さんからの問い合わせも急激に増えた。実際に 2022 年 5 月の政府の経済

財政諮問会議では、サントリーホールディングスの新浪剛史社長ら民間議員は、初診から行うオンライン診療が、全国の 1 万 4,500 超の医療機関に普及したとの分析結果を示した。また、東京都内をみるとオンラインに対応する医療機関数は 1,860 か所で、それらのほぼ半数に当たる 897 か所が初診から行っていることもわかった。こうしたことより経済財政諮問会議は 2020 年の骨太方針の議論にも、「オンライン診療」を挙げ、積極的な推進を主張した。

「オンライン診療」とは、電話やインターネットを使って医師が離れた場所にいる患者を診療し、新型コロナウイルスへの感染リスクを減らせるメリットがある。オンライン診療の具体的な手順は、まず患者が保険証などをパソコンやスマートフォンを通じて医師に見せ、本人確認をしたうえで、患者が症状を説明する。そして医師が問診や動画像を通じた診察を行う。薬を処方する場合は、患者が自宅近くの薬局を選んで医師に伝え、医師からその薬局に処方箋が送られる。そして、場合によっては薬局から電話やオンラインで服薬指導を受け、薬を自宅に配送してもらうこともできる。このようにオンライン診療では医療機関への通院を減らし感染リスクを低減するという大きなメリットがある。

（4）在宅コロナ検査キット

わが国ではコロナ禍の中で PCR 検査の出遅れが問題となった。そんな中、米国では自宅で自分の PCR の検体を採取し、郵送で検査会社に送付し、その結果をオンラインで確認できる在宅での新型コロナ感染検査キットが早くも始まっていた。ただ在宅検査キットの課題もある。患者が自分で正しく検体を採取できていない可能性や郵送による輸送プロセスで検体が損傷し、検査結果に影響を及ぼす可能性だ。2020 年 4 月、米国で初めて認められた新型コロナウイルスの在宅検査キットは LabCorp 社のものだ。FDA はこの LabCorp 社の在宅検査キットを緊急承認した。そして承

認にあたってはこの在宅検査キットは「患者の自己採取によるデータが、医療機関で採取した場合と同じくらい安全かつ正確であることを確認」したとした。また、採取が難しい鼻腔からではなく、より簡便な唾液検査による検査キットの開発も同時に始めた。また米国では新型コロナウイルスに対する抗体の有無を検査する抗体検査についても、在宅で自己検査を行うキットの開発が進んだ。抗体検査については、PCR 検査と比べて安価で迅速に結果を把握できること、経済活動再開のための目安になることから普及が進んだ。

　わが国でこうしたコロナの在宅の抗原検査キットが市販化されるのは 2022 年になってからだ。2020 年のコロナ禍の中ですでに実現していた米国と比べてその遅れは明らかだ。

（5）AI を活用した画像診断支援

　中国の人工知能（AI）のスタートアップ企業のインファービジョンは、肺の CT 画像から新型コロナウイルス肺炎の可能性が高い場合にアラートを出すことで、医師が診断するのを支援する技術を開発した。同社は流行拡大以前より、中国各地の病院に肺疾患の画像診断支援ツールを提供していたが、2020 年 1 月ごろから肺 CT スキャン読み取りソフトウェアの顧客の利用方法が突如として変化したことを察知し、コロナのアウトブレイクの初期段階から新型コロナウイルス肺炎を検知するシステムの開発に取り組み始めた。また、中国の大手生命保険会社 Ping An Insurance の子会社も 2020 年 2 月にコロナ肺炎診断のための画像診断支援システムを発表し、1,500 以上の医療機関が導入し、すでに 5,000 人以上の患者にこのシステムを使用したとのことだ。

　またインドのスタートアップ企業の Qure.ai は、もともと AI を活用した X 線画像と CT 画像を分析して、肺炎や結核、肺気腫などの呼吸器疾患の診断を支援するサービスを提供していた。同社は 2020 年 3 月末より

新型コロナウイルス感染症患者の胸部 X 線画像からリスク判定を行い、2020 年 4 月上旬時点で週に 5,000 もの画像を AI 解析したとのことだ。

　このように各国ではコロナ禍を危機バネとしてさまざまなデジタルヘルス技術の進展が見られている。一方、日本といえばコロナ禍で明らかになったのはコロナに対するデジタル敗戦の現状だった。唯一の成功は規制改革推進会議が主導した初診からのオンライン診療、オンライン服薬指導のみだった。

参考文献

遊馬和子、武藤正樹　デジタルヘルスケア　創元社　2020 年 2 月

2　わが国の医療 DX の歴史、光と闇

　わが国のこれまでの医療 DX の歴史を振り返ろう。それは光と闇の繰り返しの歴史だ。さらに最新の話題である医療 DX 推進本部を取り上げる。わが国の医療情報デジタル化の足跡をたどり、未来へつなげよう。

1　わが国の医療情報デジタル化の年譜

（1）1960 年〜 1990 年代　医事コン・レセコンの時代

　日本では医療情報のデジタル化の歴史は 1960 年代に遡る。わが国では 1960 年代から早くも病院の医事会計システム（医事コン）が稼働した。そして 1970 年代後半には臨床検査システム、各種のオーダーエントリーシステムが稼働する。そして 1970 年代にはレセプトコンピュータ（レセコン）も導入された。こうして 1970 年代後半には日本の全医療機関の 70％近くに医事会計システムやレセプトコンピュータが普及する。これは世界的にも早い段階での普及といえる。このように日本では医療機関にお

いて医療情報のデジタル化が進んだ。

　そして電子カルテについては 1990 年代に導入が始まり、1999 年 4 月には電子カルテの指針である「医療情報システムの安全管理に関するガイドライン」も出された。この中で電子カルテについて「真正性」、「見読性」、「保存性」の確保が必要であると明記されることになる。

(2) 2000 年～ 2005 年　情報戦略開始期

　わが国の政府による医療情報化の政策は、2001 年 1 月の「e-Japan 戦略」から始まった。e-Japan 戦略の中で、医療・介護については「在宅患者の緊急時対応を含め、ネットワークを通じて、安全に情報交換ができ、遠隔地であっても質の高い医療・介護サービスを受けることができる」と述べている。2001 年 12 月には、保健医療情報システム検討会において「保健医療分野の情報化にむけてのグランドデザイン」が取りまとめられた。このグランドデザインでは、電子カルテについては、2004 年度までに、全国の二次医療圏ごとに少なくとも 1 施設は電子カルテシステムの普及を図ることとし、2006 年度までに、全国の 400 床以上の病院および全診療所の 6 割以上に普及という目標を立てた。

　次に 2003 年 7 月の「e-Japan 戦略 II」では、医療分野における認証基盤整備、電子カルテの転送、診療報酬請求のオンライン化などを目標に取り組むこととなった。

　2005 年 4 月、個人情報の保護に関する法律が施行された。また同年「標準的電子カルテ推進委員会」の報告書が提出された。

(3) 2006 年～ 2009 年　情報化グランドデザインの策定期

　2006 年 1 月には、2010 年を目指した「ＩＴ新改革戦略」が策定された。医療分野は「ＩＴ政策の重点」の一つとして位置付けられ、レセプトの完全オンライン化、電子カルテシステムの普及推進のほか、個人が生涯を通じて健康情報を活用できる基盤作り、医療・健康・介護・福祉分野全般に

わたる情報化のグランドデザインの策定などが掲げられた。

　2007 年 3 月には、「医療・健康・介護・福祉分野の情報化グランドデザイン」が定められ、2007 年 7 月には、「重点計画 2007」が公表され、健康情報を個人が活用できる基盤整備の推進と医療機関等の情報基盤整備の推進、健康情報の全国的な収集・分析基盤整備の推進が掲げられた。

　2009 年 7 月には、リーマンショック後の緊急対策として自民党政権下で公表された国家 IT 戦略「i-Japan 戦略」において、医療分野の IT 目標として「地域医療の再生」と「日本版 EHR の構築」と初めて我が国における EHR（エレクトロニック・ヘルス・レコード）構想が打ち出される。

（4）2010 年〜 2015 年　どこでも MY 病院

　しかし上記の日本版 EHR 構想は 2009 年 8 月の民主党による政権交代により、2010 年 5 月には「新たな情報通信技術戦略」に変更される。この中で地域医療再生については、「シームレスな地域連携医療」として地域医療情報システムとして継続された。しかし日本版 EHR については、民主党政権下の IT 戦略本部独自な概念である「どこでも MY 病院」構想にとって代わられる。この「どこでも MY 病院」は、患者自らが医療データを医療機関から収集して、生涯に渡る健康・疾病管理を担当する事業体に預託するという PHR（パーソナル・ヘルス・レコード）を提案したものとなった。

　そして 2011 年度にはレセプトの電子媒体提出を原則義務化することとなった。この結果 2015 年にはレセプトオンライン化はほぼ 100 ％に達した。

（5）2016 年〜 2019 年　データヘルス改革計画〜医療 DX の社会実装　　　　スタート〜

　2016 年 1 月には個人識別カードであるマイナンバーカード制度がわが国でも発足する。

　2017 年 1 月、厚生労働省は「データヘルス改革計画」を公表した。同

計画は、「保健医療データプラットフォーム」の構築と、その具体的な活用方法、運用・管理の在り方に関する計画であり、これが現在の全国医療情報プラットフォームである EHR 計画につながることになった。

2018 年 4 月には、医療法の対面診察の原則から、長らく認められなかったオンライン診療が導入される。そして 2020 年 4 月にはコロナ渦の中、医療機関を受診することで患者が院内感染する恐れがあることから、患者の初診からオンライン診療が解禁された。

また 2018 年 5 月には次世代医療基盤法が施行する。次世代医療基盤法は医療分野の研究開発を促進するために、個人の医療情報を国が認める認定匿名加工医療情報作成事業者（認定事業者）が扱うことを可能とした。認定事業者と契約する医療機関などは、あらかじめ通知を受けた本人またはその遺族が停止を求めない限り、顕名医療情報を認定事業者に提供することができる。そして認定事業者は複数の医療機関などから収集した医療情報を名寄せした上で、個人を特定できない匿名加工医療情報を作成し第三者に提供できるものとした。

（6）2020 年以降　デジタル庁と医療 DX 推進本部の発足

2020 年 7 月、「データヘルス集中改革プラン」の三本柱が提案される。1 つ目は「全国で医療情報を確認できる仕組みの拡大」である。これは医療機関から発生する患者のレセプトや特定健診情報を他の医療機関で参照できる仕組みのことであり、全国版の EHR 計画ともいえる。2 つ目は、「電子処方せんの仕組みの構築」で、電子処方せん管理サーバーを利用して医療機関と薬局を電子処方せんで結ぶ仕組みである。3 つ目は、「自身の保健医療情報を活用できる仕組みの拡大」で、患者がスマートフォンなどで、自らの健診データや処方内容などを確認できる仕組み、いわゆるPHR の拡大である。

そして 2021 年 10 月よりオンライン資格確認制度が始まる。オンライン

資格確認制度は患者のマイナンバーカードや健康保険証により加入している医療保険において保険資格を確認することができるシステムである。同時にこの制度をもとに支払基金や国保中央会が保有している患者のレセプトの医療情報や特定健診情報を本人同意の上、医療機関や本人が閲覧することができる。

そして 2021 年 9 月にデジタル庁が発足する。デジタル庁とは、各省庁のデジタル化を推進するために新設された省庁である。デジタル庁は行政におけるデータのやり取りの迅速化や、デジタル化による手続きの迅速化などを目指して設置された。

行政のデジタル化に加え、マイナンバーカードの普及、健康保険証との統合など国民側の DX との相乗効果により、利便性の高いデジタル社会の構築が目的である。

そして 2022 年 6 月、経済財政運営と改革の基本方針（骨太の方針）2022 年で、首相を本部長とする医療 DX 推進本部の設置が明記される。図表 1-1 にこれまでの年譜を示す。

2　わが国の医療情報 DX の光と闇

さて 1960 年から今日までおよそ 60 年にわたる医療情報 DX の歴史を振り返ってみた。次にその歴史の光と闇を見ていこう。光と闇は交互しながらやってくる。

（1）レインボープランの闇と NDB の光

まず前述したように日本ではなんと 1960 年代から病院を中心に医事会計システムやレセプトコンピュータによる請求事務の電算化がいち早くスタートする。世界的にも早いスタートだった。というのもわが国では国民皆保険と単一の診療報酬請求制度のおかげで診療報酬の請求作業が定型化されていることと、当時のオフィスコンピュータの発達で電算化を行いや

年代	主な出来事	備考
1960年代	病院における医事会計システム導入	
1970年代	臨床検査システム、各種オーダリングシステム レセプトコンピュータシステム稼働	
1990年代	電子カルテ導入	
1999年4月	医療情報システムの安全管理に関するガイドライン	真正性、見読性、保存性
2001年1月	e-Japan戦略	ネットワークを通じた安全な情報交換と遠隔地での質の高い医療 介護サービス
2001年12月	保健医療分やの情報化へむけてのグランドデザイン	2006年度までの電子カルテ普及目標
2003年7月	e-Japan戦略Ⅱ	認証基盤整備、電子カルテの転送、レセプトオンライン化
2005年4月	個人情報保護法	
2006年1月	IT新改革戦略	レセプト完全オンライン化、電子カルテ、生涯を通じて活用でき る健康情報
2007年3月	医療・健康・介護・福祉分野の情報化グランドデザイン	
2009年7月	i-Japan戦略	地域医療の再生、日本版EHRの構築
2010年5月	新たな情報通信技術戦略	民主党政権交代　どこでもMY病院
2011年4月	レセプト電子媒体提出の原則義務化	
2016年1月	マイナンバーカードの制度化	
2017年1月	データヘルス改革計画	保健医療データプラットフォーム
2018年5月	次世代医療基盤法	認定特命加工医療情報作成事業者
2018年4月	オンライン診療開始	
2020年4月	初診からのオンライン診療解禁	コロナ禍
2020年7月	データヘルス改革集中プラン	全国で医療情報を確認できる仕組みの拡大 電子処方箋の仕組みの構築 自身の保健医療情報を活用できる仕組みの拡大
2021年10月	オンライン資格確認制度	
2021年9月	デジタル庁発足	
2022年6月	骨太方針に医療DX推進本部の設置	

図表 1-1　医療情報化の年譜

厚生労働省の資料をもとに著者作成

すい背景があったからだ。このため紙のレセプトをいち早く廃止し、完全に電算化することを旧厚生省は「レインボープラン」として 1983 年に打ち出す。国の医療 DX 政策の先駆けである。ところが、マスコミがこのレインボープランを「不当・不正請求の排除が目的である」と書き立てたため、医師会の大反発を招いて、計画はとん挫する。これによってレセプト電算化が 30 年も遅れた。医療 DX 政策の最初の躓きだ。このためレセプトの完全オンラインが実現するのは 2015 年にずれ込んだ。

　しかしレセプトの完全オンライン化が 2015 年に実現したことで、レセ

プトデータの蓄積が可能となった。このため 2018 年段階ですでにレセプトデータ 148 億件、特定健診データで 2 億 3 千件という世界でもまれにみる巨大なナショナルデータベース（NDB）が出現する。このように巨大な診療報酬データベースが蓄積した国は他に例を見ない。これも 1 億 2 千万人の国民すべてが単一の診療報酬制度のもとに国民皆保険を実現しているわが国だからできたことだ。

（2）情報システム開発の光とデータ交換形式の遅れの闇

　前述したように日本では 1960 年代の比較的早くから民間 IT ベンダーのおかげで医事会計システムやレセプトコンピュータが普及し、それをベースに医療機関の医療情報システムが進んだ。しかしこうした経緯が、現在の医療情報の標準化への乗り遅れの原因ともなった。この経緯を見ていこう。

　日本では、民間 IT ベンダーによる情報システム開発競争のおかげで、1970 年から 90 年代にかけて医療機関の情報システムは急速に進む。この結果、医療機関の中に異なるベンダーのシステムがモザイクのように張り巡らされるようになる。A 社の電子カルテシステムに B 社の臨床検査システム、C 社の放射線画像情報システム、D 社の内視鏡画像情報、E 社の物流システムのそれぞれが接続している。この A 社の電子カルテシステムを X 社に置き換えようとすると、まず A 社の電子カルテ情報を X 社にデータ移設しなければならない。さらにそれぞれの部門システムと接続しなければならない。しかしベンダー間の情報の互換性、相互運用性が計られていないので、異なるベンダー間のシステム間の情報接続には膨大な経費と時間がかかることになる。このようにしてベンダー競争により、医療機関の情報化は進んだ。しかし一方では、ベンダーごとに異なる情報報格によるデータ囲い込み、いわゆるベンダーによる「データロックイン」のため、情報交換規格の標準化が遅れることになる。

　この間、1990年代から、米国を中心とした各国では、情報交換規格すなわちシステム間で交換される情報の形式の構造および内容を定義した「メッセージ規格」の標準化が進んだ。わが国では1990年代のこの国際的な情報交換規格の標準化に制度面から乗り遅れた。たとえば米国の団体であるHL7（Health Level Seven）協会が医療情報の標準化活動を開始したのは1987年である。HL7協会とは、患者情報、検査オーダー、検査報告などの臨床情報や管理情報を、異なるベンダーのシステム間でもやり取りができるように取り決めた国際的な標準規格（プロトコール）を定める協会のことである。

　このHL7とは医療情報システム間のISO(国際標準化機構)のISO-OSI第7層の「アプリケーション層」のことで、HL7協会には米国を中心に40か国が参加している。そして2012年、HL7協会がHL7FHIR（HL7 Fast Healthcare Interoperability Resources）という規格を公開する。HL7FHIRは医療情報交換のための新しい標準仕様（規格）で、Web技術を採用している。HL7FHIRは実装面を重視しているため、実装者に分かりやすい仕様で比較的短期間でのサービス立ち上げが可能という特徴がある。さらに既存形式の蓄積データから必要なデータのみ抽出・利用が可能ため、個々の電子カルテシステムのデータ格納方式にとらわれず、相互運用性を確保できるという利点がある。

　わが国がこのHL7FHIRにキャッチアップしたのは最近のことだ。このように1970年代には世界の先頭を走っていた我が国の医療情報システムはデータ交換規格の標準化の点で、各国に遅れを取ったといえる。

（3）地域医療情報ネットワークの光と闇

　厚生労働省がこうしたHL7の医療情報交換規格に乗り出すのは、2006年の「厚生労働省電子的診療情報交換推進事業」におけるSS-MIX（Standardized Structured Medical Information eXchange）の検討からで

ある。SS-MIX はさまざまなシステムから配信される情報を蓄積するとともに標準的な診療情報提供書が編集できる「標準化ストレージ」のもとに構築されている。上記の HL7FHIR とはこの SS-MIX の発展形ともいえる。

わが国ではこの SS-MIX を用いた地域医療情報ネットワークが 2011 年ころより地域医療再生基金の補助対象ともなったおかげで急速に増加する。それまで全国に 30 か所あまりしかなかった病院や診療所間で医療情報を共有する仕組みである地域医療情報ネットワークが、この地域医療再生基金のおかげで 2011 年から 2015 年の間に一挙に 200 か所以上に広がる。こうした地域医療情報ネットワークには富士通の HumanBridge や NEC の IDLink などが貢献した。

こうした地域医療情報ネットワークの中には 2004 年から現在も運用を続けている長崎県のあじさいネットのような老舗ネットワークがある。あじさいネットでは地域ニーズを的確にとらえ、システム開発経費を抑え、医療機関の会費を安価に押さえてその普及に成功した。あじさいネットでは多くの病院診療所を巻き込み、在宅医療における情報の交換も行っている。こうした地域医療情報ネットワークであじさいネットのように県域単位で運用している地域医療情報ネットワークは 26 県もある。

しかしあじさいネットのような地域医療情報システムがある一方、これまでの日本の地域医療情報ネットワークには消え去ったものも多い。消滅した理由は利用者が少なかった、補助金が続かないためにシステム更新ができなかったという理由が多い。地域医療情報ネットワークの光と闇である。

（4）電子カルテ問題

前述したように 1990 年代からわが国でも電子カルテシステムの開発が国産ベンダーで本格化する。2000 年代になると電子カルテシステムが大病院中心に進む。診療所でもこのころから導入検討が進む。しかし 2020

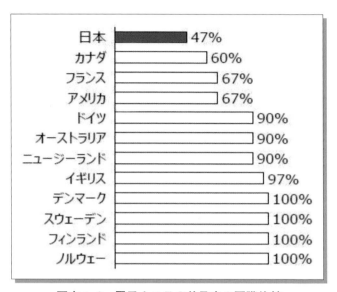

図表 1-2　電子カルテの普及率の国際比較
（2017 年の電子カルテ普及率の国際比較　アクセンチュア資料より）

年における普及率は一般病院で 57.2 ％、診療所で 49.9 ％と、30 年かけて
およそ医療機関の 5 割の普及率に達したところだ。しかし国際的にみると
わが国の電子カルテ普及率は低い。北欧や欧州諸国の 90 〜 100 ％導入率
からくらべると約半分だ（図表 1-2）。

　わが国では電子カルテの導入の過程には以下のような特徴がある。わが
国の電子カルテは、公的予算による公的医療機関に単一の民間ベンダーの
開発のもと導入されることが多かった。このため開発に当たった民間ベン
ダーの企業論理が優先され、情報交換規格の標準化への政策誘導が遅れた
こと、電子カルテの導入は医療機関の業務効率化が優先され、データ二次
利活用が顧みられなかったことなどがあげられる。また 2010 年代に異な
る企業ベンダー間のデータ共有化や標準化の議論はあったが、それが延々
と続いた結果、その実装が遅れた。このため電子カルテのメリットが引き

出されずその普及の遅れにつながった。そしてようやく 2020 年代になって政府主導による HL7FHIR がデータ共有の本命となり実装気運が高まり、ようやく電子カルテデータの二次利活用の議論が活発化したというのが現状だ。

　電子カルテ先進各国の状況をみると北欧諸国や英国や米国の例のように、電子カルテの二次利活用を国の医療情報政策の一環として明確に位置付け、その普及を政策として図っている国での普及率が高い。電子カルテが病院や診療所などの現場の医療の質や効率性を高めるために必要なことはもちろんだ。しかしその利活用を国の政策として明確に位置付けて普及に取り組むのが遅れた。これがわが国での電子カルテの普及の遅れの原因となっている。

（5）消えた年金問題の失敗とマイナンバーの成功

　国民共通番号マイナンバーは医療介護 DX の一丁目一番地ともいえる。このマイナンバーカードの普及率が 2023 年 1 月の時点で 60％近くにもなった。今後、健康保険証との一体化で 100％普及も近いだろう。マイナンバーは国民一人ひとりを識別するため、個人の生涯を通じて不変の国民共通番号である。このマイナンバーの検討は 1970 年代に、税と社会保障の中で検討が始まった。しかし国民総背番号制に対する国民の反発がつよく一旦は見送られた。

　その後、2007 年に「消えた年金記録」問題が勃発する。年金記録は厚生年金、国民年金、共済年金のそれぞれの年金制度ごとに異なる個人番号で管理していた。この年金記録を基礎年金番号に統合した際に、古い番号のままで残っていた 5000 万件の年金記録が、本人確認ができず持ち主不明のまま残ったという問題だ。本人確認ができなかった理由は、「退職後、結婚し姓が変わった」、「いろいろな名前の読み方がある」、「転職のたびに年金手帳が発行された」など。このため生涯にわたり個人を識別する

マイナンバーの必要性が浮かびあがった。日本では消えた年金記録問題が、マイナンバー制度導入のきっかけとなった。

しかし欧州ではマイナンバー制度を導入しようと政府が試みたが、失敗した国が英国、ドイツ、フランスなどいくつもある。こうした中、わが国だけが先進各国の失敗の中、マイナンバー導入に成功した。消えた年金問題の暗闇の中から、マイナンバーが光として浮かび上がったといえる。わが国における医療 DX 政策の数少ない成功例と言えるだろう。

（6）医療 DX の進展の光とサイバー攻撃の闇

医療ＤＸの普及と裏腹に、医療機関へのサイバー攻撃が最近増えている。機微性の高い情報を扱う医療機関はサイバー攻撃の絶好のターゲットだ。いったん医療機関でサイバー攻撃などによるセキュリティ事故が発生すると、診療停止やシステム復旧作業、法的な対応に追われるなど、コロナウイルスの院内感染どころの騒ぎではなくなる。セキュリテイ事故で医療機関のイメージはダウンし、経営にも大きな影響を与える。そして、サイバー攻撃の手法は日々進化し、新しい対策を施してもすぐ対応し切れなくなるというイタチごっこの連続だ。医療 DX の光の中にひそかに忍び寄るサイバー攻撃の闇だ。

3　なぜ日本で医療 DX が立ち遅れたのか？

ではなぜ日本で医療 DX が立ち遅れたのか？日本の医療 DX は先進各国に比べて 20 ～ 30 年は遅れたという。その理由をみていこう。先述のように 1960 年～ 70 年にかけて病院のデジタル化は世界にも先駆けて進んだ。医事コンピュータやレセプトコンピュータがまだパソコンもない時代にいち早く医療機関に取り入れられた。こうした技術を現場に取り入れ対応するのは日本の半導体技術や ICT など日本のお家芸と言える。たとえば日本独自のガラケー（ガラパゴス携帯）がその例だ。ガラケーにはよいとこ

ろもある。しかし世界の主流がスマートフォンになったときには、ガラ
ケーに注力していた日本メーカーはスマートフォンの進出には遅れをとっ
てしまった。ガラパゴス商品は外部との競争や接続に弱点がある。このた
め 1990 年代に世界が医療分野で HL7 などの情報交換規格の標準化に乗り
出したときに、日本はその潮流に乗り遅れる。その間、日本の電子カルテ
は現場のカスタマイゼーションの要求にしたがってベンダーごとにガラ
ケー化していた。このため 2020 年代になってようやく世界標準の
HL7FHIR に気づいて遅ればせながらのキャッチアップを計っているとこ
ろだ。

　また日本が苦手とするのは技術のグローバルな標準化や、それを社会に
実装化する力だ。HL7 のような標準規格を作るルールメーカーの立場に
なることが日本は苦手だ。しかしそうした日本にもヘルスケア分野で日本
発のグローバルで標準的な制度開発を行った例はある。それは国民皆保険
制度（ユニバーサル・ヘルスカバレッジ）である。1920 年代から一部の
企業や地域で始まった勤労者保険や生産者協働組合の社会保険の試みを
1961 年までに 40 年をかけて国民皆保険として全国的に展開させる。こう
した国民皆保険の制度の成功は世界に誇れる制度のお手本だ。また最近で
は超高齢化社会への適応としての 1970 年代に広島県御調町で始まった地
域包括ケアを、2000 年の介護保険により地域包括ケアシステムにまで制
度化した。これも成功例の一つだ。今後、東アジアの高齢化にともなって
グローバルな標準システムとして地域包括ケアシステムが各国に伝搬して
いくだろう。

　しかし医療 DX に関しては世界的な技術の進歩のスピードの速さもあ
り、戦略的、制度的な対応が日本では追い付いていかなかった。制度を検
討して議論している間に技術がどんどん進歩して制度が追い付かない。そ
れに国民皆保険や介護保険のように巨大なファンドが形成され、その社会

実装が成功したのに対し、医療DXのためのファンド形成はほとんどない。地域医療再生資金で地域医療情報ネットワークが増えたくらいだ。しかしそれも資金の切れ目が縁の切れ目で恒常的な普及にまではいたっていない。現在の日本の医療DXは世界標準からも取り残されてオロオロするばかりだ。また制度は作っても、そのメリットが国民に実感されず、なかなか社会実装が進まないのも医療DXだ。

　医療DXばかりでなく国の電子政府、電子自治体であるデジタルガバメントの取り組みも遅れている。デジタルガバメントとは行政のあらゆる分野にDXをいきわたらせることにより、市民や企業の事務負担の軽減や利便性の向上、行政事務の簡素化・合理化などを図り、効率的・効果的な電子政府・電子自治体を実現していくことだ。しかし電子政府も日本では30年遅れだ。このため1990年代に電子政府を確立したバルト3国の一つ、人口130万人のエストニアを電子政府のお手本にしている。エストニアは1990年に旧ソ連邦から独立を果たす。それまで旧ソ連邦をはじめとした周辺国の度重なる侵略を受けていた。このため政府機能を電子化してそのデータを同盟国のルクセンブルグのサーバー室に保管している。国が侵略されても政府をまるごと維持継続すための国をあげてのBCP（事業継続計画）の一環だ。このような切羽詰まった環境にない平和ボケの日本では、電子政府と言ってもまずハンコの廃止といったのどかな議論から始めている。

　しかし医療DXは後戻りできないところまで来ている。次の章でも述べるように超高齢化の大津波の2040年問題が迫っている。次章ではこの2040年問題とICT、AI、ロボットなどの医療介護DXについてみていこう。

参考文献
原祐一（日本医師会総合政策研究機構）「医療情報のデジタル化における現状と課題」日医総研リサーチレポート No.124　2022年3月22日

3 2040 年問題と医療介護 ICT、AI、ロボット

　800 万人の団塊の世代のすべてが後期高齢者となる 2025 年のあとには、団塊ジュニアが前期高齢者となる 2040 年問題が控えている。2040 年がわが国の高齢化のピークであり、その後高齢者人口は減っていく。2040 年問題は要介護の必要な高齢者が激増すると同時に、それを支える生産年齢人口が激減する時代だ。2040 年へむけて ICT、AI、ロボットの研究開発と実用化が待ったなしだ。

1　2040 年と減る生産年齢人口

　厚生労働省は 2018 年 5 月、経済財政諮問会議に対して、「2040 年を見据えた社会保障の将来見通し」（以下、「将来見通し」）を提示した。課題は二つ、増える社会保障給付費と減る生産年齢人口だ。

　将来見通しでは 2040 年度、団塊ジュニアの高齢化により 65 歳以上の高齢者の人口が最大ピークを迎えることが示された。この時点での 65 歳以上の人口は 3,868 万人で、高齢化率は 35.3％だ。その後は、高齢者人口はゆっくりと減少を始める（図表 1-3）。

　また将来見通しで、厚生労働省は医療・介護、年金、こども子育てなどの社会保障給付費については 2018 年度の 121 兆円が 2040 年度には 188 〜190 兆円となり、およそ現状の 1.6 倍に膨らむことを示した。そしてその対 GDP 比は、2018 年度の 21.5％が、2040 年度は 23.8 〜 24％に増加するとした。この対 GDP 比について、社会保障審議会医療部会で、当時の厚生労働省大臣官房審議官の伊原和人氏は、「社会保障給付費が対 GDP 比24％という水準は今のドイツに近く、フランスではもっと高い、（日本は）世界に類を見ない水準というわけではない」と説明した。つまり社会

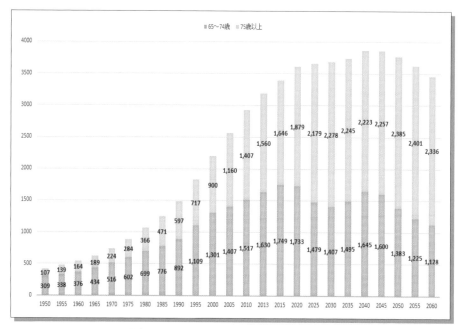

図表 1-3　65歳以上の高齢者の人口推移

保障給付費は増えるがなんとか先進諸国なみに納まり、コントロールの範囲内という見解だ。

　ところが問題は社会保障給付費増よりも、生産年人口の激減による医療福祉従事者数の落ち込みだ。政府は2040年度の医療福祉分野の就業者数も試算している。2040年には要介護度の高い高齢者数が増えて介護需要が増えるので、医療福祉従事者は2018年度から237万人増えて2040年度には1060万人が必要だとしている。

　しかし、少子高齢化で日本全体の就業者数が2018年度の6664万人から2040年度は1400万人以上が減少して6024〜5245万人となる。これに対して医療福祉分野だけでも、2040年度に先述のように1060万人となる。これは就業人口の5〜6人に1人が医療福祉関係者ということになる（図

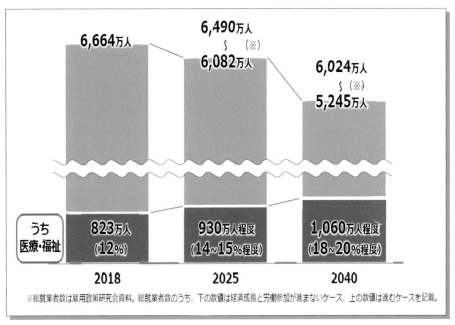

図表 1-4　需要面から推計した医療福祉分野の就業者数の推移

内閣官房・内閣府・財務省・厚生労働省　「2040 年を見据えた社会保障の将来見通し」
2018 年 5 月 21 日

表 1-4）。そのとき現在の就業人口は卸・小売業、製造業に次いで第三位
の医療介護福祉業界が、これらの業界を抜いて業界トップ産業となる。そ
んな世界が本当にくるのだろうか？とてもそうなるとは思えない。予測さ
れる未来は医療・福祉業界が絶対的な人手不足業界になることである。す
でに現在でも介護業界は人出不足にあえいでいる。

　つまり 2040 年とは「金（社会保障給付費）は何とかなるかもしれない
が、医療介護福祉分野で働く人が絶対的に不足する」という時代なのだ。

2 2040年問題の解決へ向けて

　さて、こうした事態に備えて、取るべき方策は以下の二つだ。「健康寿命の延伸」と「生産性の向上」だ。まず健康寿命を延伸して、元気な老人を増やしてサービスの受け手から支える側の方に回ってもらう。元気老人をすこしでも増やして、医療や介護を支える人材となってもらうことだ。たとえば最近では元気なシニアを介護サポーター（介護助手）として活用している老人保健施設も見られる。実際に働いている介護サポーターの声を聞くと、「70歳といえどもまだまだやれると自信がついた」、「体も鍛えて社会や人のために役立ちたい」、「社会で再び働けることの充実感を改めて感じた」、「体調もよくなった」とみなさん前向きだ。

　こうした元気な高齢者の就労促進と同時に、医療や介護の現場での、ICTやAI、ロボット技術の活用による生産性の向上がカギだ。コロナ前に中国の病院を見学して驚いた。すでに院内にICTネットワークが張り巡らされ、AI問診端末が稼働し、メッセンジャーロボットが何台も病院の廊下を動き回っていた。

　しかし何よりも大事なのが医療介護業界におけるマネジメント改革による生産性向上である。それには医療・介護の業務フローを分析し、その仕分けをまず行ってはどうだろう。まだまだ医療・介護業界には20世紀の人が豊かな時代の業務の残滓が色濃く残っている。業務記録を手書きするなどは最たるものだ。診療録や看護記録などは現場で即、音声入力あるいは業務実施ログから電子カルテへの自動記録が必要だ。また業務の中でも薬剤師が行っている調剤業務などは今すぐにでもロボットに置き換えられる。患者の見守りや食事の配膳、メッセンジャーなどの仕事もロボットの仕事だろう。

　そして業務仕分けの中で最も急がれるのが各職種の業務分担の見直しだ。一度、外科医の業務を洗い出して驚いたことがある。とにかくペー

パーワークが多い。たとえば結腸がんで 2 週間入院した患者さんに関して外科医の労働時間を調べてみた。すると 1 人の結腸がんの患者に対して 5 人の医師が合計 10 時間の労働を費やしていた。しかしその 10 時間の医師の労働時間のうち入院カルテ記載、患者説明と同意文書作成、保険会社の入院証明などの書類仕事の時間を合計すると 2 時間以上がペーパーワークに費やされていた。外科医の本来の仕事は手術をするというブラッドワーク、しかし実際には外科医 5 人に 1 人はペーパワーク専門の外科医がいたのだ。最近ではこうしたペーパーワークは医師事務作業補助者が代行してくれるので、大助かりだ。医師は医師でなければできない仕事に集中すべきだ。

　これは別の統計からも明らかだ。病院勤務医一人当たりの入院患者数で測った日本の医師の生産性は OECD 各国の中でも最下位に属する。理由は明白で、日本では医師とその他の職種の機能分担が未分化で、医師以外の職員でもできる仕事を医師が行っているからだ。また外来と入院が未分化なので、日本では病院勤務医はたくさんの外来患者を抱えながら、入院患者を診ている。膨大なペーパーワークや外来負担が日本の勤務医の生産性を落としている。入院患者を診るのは勤務医で、外来患者はかかりつけ医に任せたいものだ。

3　2040 年と AI ホスピタル

　高齢化のピークの 2040 年を目指して、病院の生産性向上や医療の効率化は待ったなしだ。このため内閣府は 2018 年から AI ホスピタルの開発研究に乗り出している。AI ホスピタルとは AI を活用して医療の効率化や医療従事者の負担軽減、医療の質向上を目指して、さまざまな技術・サービスの開発を行うプロジェクトだ。具体的な技術課題は AI、IoT、ビッグデータ技術の開発プロジェクトだ。

　プロジェクトでは、医療従事者の負担軽減を目指す。たとえば診療記録やインフォームドコンセントなどの書類作成を AI が支援する。患者の個別性に合わせた適切な治療の選択を AI が支援する。また医療従事者がペーパーワークに費やしている時間を患者さんへの直接ケアやコミュニケーション時間に回し、本来の医療従事者としての仕事の時間を増やす。また高度化、複雑化する医療の中で人為的ミスを AI が未然に防ぐ仕組みを構築する。さらに AI ホスピタルでは日々の臨床で得られた医療情報をビッグデータとして蓄え、データから有用なデータを抽出して日常の診療の支援を行う。

　以上のような目的に応じて、AI ホスピタルプロジェクトでは、それぞれのテーマごとに検討を重ねている。たとえば AI を用いた診療記録・看護記録の自動文書化、救急現場で対応可能な自然言語処理システムによる音声情報処理技術の開発などである。またインフォームドコンセント時の AI による双方向コミュニケーションシステムの開発による医療現場の負担軽減などもその目的の一つだ。

　こうした AI ホスピタルのカギを握るのが、医療 AI プラットフォームという共通情報基盤の構築である。秘密分散方式によるデータ管理と秘密計算方式の導入によるセキュリティレベルの高い医療情報データベースの構築を行っている。この共通情報基盤が出来上がると、これまで各病院が分散して保持していた医療情報を一か所に集めて、そこから医療にとっての有用情報を抽出し、それを AI で分析したり、画像診断や治療方針を AI が提案を行うことができるようになる。

　こうした医療 AI の開発にあたっては、以下のような国の研究機関や企業群が参加している。たとえば医療 AI プラットフォームの開発にあたっては、情報通信総合研究所や、医療 AI プラットフォーム技術研究組合に参加する企業群である日本ユニシス、日立製作所、日本 IBM、ソフトバ

ンク、三井物産などが参画している。

　また自動大腸内視鏡挿入のための AI 操作支援技術の開発や、リキッドバイオプシーと言って血液、尿、唾液、脳脊髄液、便などの体液サンプルからがんの超早期検出や詳細な遺伝子情報の入手を可能とする診断系技術には、オリンパスや BML・がん研究会が参画している。

　そして以上のような開発技術の実証研究には国立成育医療研究センター、慶應義塾大学病院、大阪大学医学部附属病院、がん研究会有明病院、横須賀共済病院などの病院群が参画している。また日本医師会も医療 AI プラットフォームに係っていて、プラットフォーム事業者のガバナンス機関としての「日本医師会 AI ホスピタル推進センター」を設置し、グランドデザインの作成、普及事業を行っている。

　2018 年から始まったこの AI ホスピタルプロジェクトの成果も次第に出てきている。

　AI による音声を文章化するシステムでは、5.4 万種の医薬品、治療法を含む約 42 万語の辞書を用いた医療現場での実証実験により、診療記録の入力負荷が約 30％減となることも明らかになっている。また救急医療時の医師の音声コマンドを入力化することにも成功している。血液を用いたリキッドバイオプシーによるがん診断に際する標準化、人工知能ロボットを利用した PET 検査時の医療従事者被ばくの 50％軽減を達成した。また人工知能アバターを活用した、新型コロナウイルス感染症の相談補助システムなどのいくつかの成果が挙げられている。

　2040 年にはこうした AI ホスピタル技術が広く、地域の一般の医療の現場に実装化されているだろう。

4　介護の ICT、ロボット、AI
　さて 2040 年をめざした介護分野における ICT、ロボット、AI も待った

なしだ。とりわけ介護分野では、自動音声入力が可能な介護記録システム
の導入によって、介護記録の作成に要する職員の時間の大幅な短縮が可能
だ。その際、職員間をインターカムでつなぐことで、現場職員へのタイム
リーな指示や、介護職員と医療職員間の現場での情報連携にも役立つだろ
う。さらに将来的には優秀な技能を有する介護職員に画像レコードやセン
シング技術を備えた ICT 機器を装着することで、その熟練したサービス
提供方法や動作を事業所内や事業所間で共有して、その普及にもつなげる
ことができるだろう。

　また 2021 年からはじまった科学的介護 LIFE のデータベース化とその
利用も介護の質向上に期待される。LIFE とは利用者一人ひとりの ADL
や認知症の状態、栄養状態、口腔機能など心身の状態に関するさまざまな
情報を現場で入力し、データベースに登録する仕組みのことである。そし
てそのデータベースからケアに関するフィードバックデータを受けること
もできる。この LIFE のデータベースから AI が有用な介護情報を抽出し
て、似たような状態にある利用者にベストプラクティスの提案を行うこと
もできるようになるだろう。

　次なる課題はＡＩケアプランだ。ケアマネジャーが要介護者やその家族
の要望に従ってケアプランを多くの時間を割いて作成を行っている。しか
しケアプランは作成するケアマネジャーの経験や能力に左右される。こう
した課題について AI ケアプランが活用されれば、ケアマネジャーの負担
軽減ばかりでなく、ビッグデータに裏付けられた効果的かつ効率的なケア
プランを AI が提案してくれるだろう。同時にそのケアプランを利用者に
適用したときの ADL などの改善予測も提示してくれるだろう。

　また介護現場での介護負荷を減らすための介護ロボットのさらなる活用
が必要だ。介護ロボットには、移乗支援、排泄支援、見守り・コミュニ
ケーション、入浴支援と介護業務支援などの各種のロボットがありすでに

活用され、介護報酬による評価もされている。

　以上、2040 年へ向けての医療介護における ICT、ロボット、AI の現状を見てきた。日本の医療介護 DX は 2020 年、ようやく社会実装へ向けて動きだした。これからあと 20 年後の 2040 年の近未来へ向けて着実にICT、AI、ロボットの現場への実装化を着実に進めていこう。

参考文献

厚生労働省　2040 年を見据えた社会保障の将来見通しについて　社会保障審議会医療部会資料　2018 年 6 月 6 日

中村祐輔　AI ホスピタルの社会実装　医学のあゆみ 282 巻 10 号 2022 年9 月 3 日

4 マイナンバー制度の成功

　マイナンバーは国民一人ひとりを識別するため、個人の一生を通じて不変の国民共通番号である。これにより複数の医療機関を訪れても、その人の情報が同一人物の情報であることの確認ができる。マイナンバー制度とは、この国民共通番号であるマイナンバーとそれを収めた IC カードであるマイナンバーカード、そして情報を閲覧できる閲覧サイトであるマイナポータルの 3 つの仕組みからなる。本項では、医療・介護 DX に必須のマイナンバー制度の経緯、現状と課題そして海外事情を見ていこう。実は英独仏ではマイナンバー制度は国民の反対にあっていまだ導入に成功していない。そうした欧州先進国を尻目に日本はいち早くマイナンバー制度を導入した。その成功のワケについても見ていこう。

1　マイナンバーカードとその経緯

　マイナンバーカードとは個人番号ICカードで、2016年から制度がスタートした。ICカードの表面には氏名、住所、生年月日、性別、顔写真、電子証明書の有効期限、セキュリティコード、サインパネル領域、臓器提供意思表示欄があり、12桁の国民共通番号は裏面に記載される。なおサインパネル領域とは情報に修正が生じた場合、その新しい情報を記載する欄のことだ（図表1-5）。

　この国民共通番号の検討は1970年代に、税と社会保障の情報管理において個人を特定する番号コードの検討の中で始まった。しかし国民総背番号制に対する国民の反発がつよく、1980年代には納税者番号制度の検討も行われたが、国民の理解を得られないことから見送られた。その後、

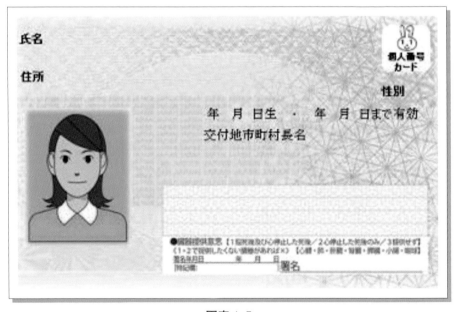

図表1-5

1994 年に住民基本台帳法が改正され、2003 年から住民票コードが始まる。住民票コードとは、住民票のある国民一人ひとりにつけられた番号コードで、11 桁だ。この住民票コードから現在のマイナンバーの個人番号の 12 桁コードが生成されている。またこの住民票コードを含んだ IC カードのことを「住基（じゅうき）カード」と呼んだ。

　その後、2007 年の第一次安倍内閣のときに消えた年金記録問題が勃発する。年金は厚生年金（会社員）、共済年金（公務員）、国民年金（個人事業主）などそれぞれの年金ごとに異なる個人番号で管理していた。この年金記録を基礎年金番号に統合した際に、古い番号のままで残っていた 5000 万件の年金記録が、本人確認ができず持ち主不明のまま残ったという問題だ。本人確認が出来なかった理由は、例えば「転職のたびに新しい年金手帳が発行され、新しい番号になった」、「結婚して名前が変わった」、「結婚前の旧姓の記録が残ったままだった」、「氏名の読み方や生年月日が間違えられていた」など。このため納めたはずの年金記録が残っていないということが多数発覚し、ずさんな年金記録の管理の実体が明らかになった。このため生涯にわたり個人を識別するマイナンバーの必要性が浮かびあがった。日本ではこのように消えた年金記録問題が、マイナンバー制度導入の後押しとなった。このような経緯を経て、上述の住基カードからマイナンバーカードへの移行が進んだ。

　ただ住基カードとマイナンバーカードにはその利用範囲に大きな違いがある。住基カードは選挙人名簿への登録、国民健康保険・介護保険・国民年金などの資格確認、印鑑登録など行政サービスや医療福祉関係に限定されている。これに対してマイナンバーカードは、社会保障（年金、労働、福祉・医療その他分野）の他に税金関連、災害対策などとその利用範囲が広い。

　こうしたマイナンバーの利用範囲はマイナンバー法で厳格に定められて

いる。利用範囲は前述の社会保障、税、災害対策の3分野とともに、地方自治体による社会保障、地方税、防災での利用を認めている。

このようにマイナンバーカードは全く新しいカードというわけではなく、前述のように2003年スタートの住基カードから出発している。このため住基カードは2016年のマイナンバーカードの発行にともない、2015年でその役割を終えて発行は停止となった。

しかし住基カードの普及はその取得が任意であったため10年以上かけても人口の5％程度しか普及しなかった。この轍を踏まないため、マイナンバーカードの普及にはポイント制を始めとして、健康保険証との一体化など様々な利用普及策が施されることになった。

2　マイナンバーカードの目的と効果

マイナンバーカードは上述のように住民票を有するすべての国民に付番され、社会保障、税、災害対策の分野で、複数の行政機関等に分散して保管されている個人情報を収集・利用することができる。このマイナンバーで期待される効果としては以下の三点があげられる。

一つは負担の公平性と給付の公正性だ。これまで分散して保管されていた所得や行政サービスの受給状況の情報を個人単位で把握できるようになる。これにより国民一人ひとりの負担の公平性やサービス給付の公正性を明らかにすることができる。

二つ目は国民の利便性の向上だ。行政手続きのため分散して保管してある個人情報の書類をいちいち集める必要が無くなり行政手続きが簡素化する。また行政機関が保有している個人の情報を「マイナポータル（行政手続のオンライン窓口）」により、必要書類のオンライン申請のほか、行政機関等が保有する自身の情報の閲覧確認や、行政機関等からのお知らせ通知を受け取ることもできるようになり利便性が向上する。

　三つ目は行政の効率化だ。マイナンバーカードにより、行政機関や地方自治体での行政事務の効率化につながることが上げられる。

　これを医療分野でみると、マイナンバーカードに健康保険証を一体化すれば、本人の保険資格確認をマイナンバーカードで行い、その診療内容をマイナンバーカードで、マイナポータルから本人と、本人同意の上で関係する医療機関が閲覧することができるようになる。たとえば支払基金や国保連が保有しているレセプト情報や特定健診情報などを、本人同意のうえ医療機関が閲覧することで、患者の既往歴やアレルギー歴、医薬品の重複投与の防止などができる。さらに救急時や災害時にマイナポータルを閲覧すれば、処方箋情報や検査情報など必要な医療情報を得ることもできる。とくに今後は電子カルテ情報を閲覧できるようになれば、より詳細な情報も得ることが出来るようになり医療の効率化や医療機関間の連携や医療の質向上に役立つ。

　またマイナンバーカードに、健康保険証や年金手帳、介護保険証、医療従事者の国家資格確認証など複数の証明書や身分証明書を一本化することもできるようになる。

3　マイナンバーカード保険証が必要なわけ

　2022年10月に河野太郎デジタル相は「マイナンバーカードと健康保険証を、2024年秋をめどに一体化し、既存の健康保険証を廃止する」と公表した。はじめは国民にはマイナンバーカードの取得は任意だとされていたこともあり、既存の健康保険証の廃止は、マイナンバーカードを持たない国民の間で不安が広がった。ではマイナンバー保険証が必要なワケを見ていこう。

　まず現在の健康保険証の不都合な点は以下である。第一に健康保険証には顔写真がない。このため健康保険証が本人のものかどうかを特定するこ

とができない。そのため健康保険証の使いまわしが起きる。外国人労働者の雇用主が自分の健康保険証を外国人労働者にもたせて医療機関を受診させ、繰り返し受診したことが発覚したこともある。日本人同士の間でも性別や年代が同じくらいの複数の人に使いまわしを行った例もある。こうした事例では保険証を貸した本人の医療費が高額療養費の対象となって、健康保険証の本人が保険料の還付を受けた例もあった。

第二は健康保険証の使いまわしは、当然のことだが支払基金や国保などのレセプト審査においても本人とは関係のない矛盾した診療や投薬が発生する。さらに現在のマイナポータルで個人の医療情報を閲覧する場合にも別人の医療情報が混在してデータベースの正確性が損なわれる。

第三は現状の健康保険証番号は医療保険ごと、世帯単位ごとで付番されている。このため転職や転居で加入している医療保険の番号が変わったり、結婚によって世帯が変わったために番号も変わる。このため患者は受診の都度、毎月医療機関に保険証を提示しなければならない。この保険証の資格確認に医療機関も時間を取られる。

マイナンバーでは、こうした医療保険ごと、世帯ごとに変わる番号ではなく、生涯不変の個人番号であることが大きな違いだ。またマイナバーカードには顔写真が添付してあり本人確認ができ、ICカードのため偽造防止の高度なセキュリティ機能を備えたカードである。このマイナンバーカードと保険証の一体化で、上記の問題は一挙に解決する。

4　マイナンバーカードの問題点

ただ現状のマイナンバーカードの保険証化にも問題点はある。2022年10月に政府が「2024年度秋に現在の健康保険証の廃止を目指す」としたときにはなんと10万筆を超える反対署名があった。

2022年現状マイナンバーカードの国民への普及率は、マイナンバー

カードでポイントがもらえることもあって、2023年1月時点で、国民の60％に達した。ただ100％にはまだ遠い。また、マイナンバーカードの読み取り機を導入した医療機関や薬局が2022年10月時点で6.5万施設で、目標の20万施設の32.5％に留まっていて、大幅に導入が遅れている。マイナンバーカードもない、読み取り機もない状態で2024年度秋の健康保険証の廃止は可能なのだろうか？

　まず医療機関側の課題として、マイナンバーカードの読み取り機の設置の遅れがある。実は医療機関に必要なのは読み取り機ばかりではない。読み取り機の設置に加えて、医療機関ではレセプトコンピュータの改修やネットワークの整備も同時に必要となる。このため厚生労働省はこうしたシステム導入に係る初期費用に対して補助を行っている。さらに訪問診療や訪問看護の現場にも読み取り機を普及させる補助を行う方針だ。

　さらに気になるのはマイナンバーカード本体の普及の遅れだ。この理由にはマイナンバーカードによる個人情報の流失への国民の不安がある。マイナンバーカードを使ってマイナポータルから個人の医療情報などの機微情報が流出する恐れはないのか？

　デジタル庁が2022年1月〜2月に実施したアンケート調査によれば、カードを取得しない理由について、「情報流失が怖いから」35.2％、「申請方法が面倒だから」31.4％、「カードにメリットを感じないから」31.3％となっている。またマイナンバーカードの紛失への不安も挙げられた。

　まずマイナンバーカードによる情報流失については、システム面からの保護の仕組みが設けられている。マイナンバー制度では、個人情報を一つの共通データベースで管理する仕組みにはなっていない。個人情報は制度導入前と同様にそれぞれの行政機関などがそれぞれ分散して管理している。他の機関が保有する個人情報が必要になったときには、専用のネットワークシステムを使って情報のやり取りを行う。こうした情報の分散管理

と情報連携による仕組みにより、個人情報が守られている。

　一方、制度面の保護措置としては、法律が許している者を除いてはマイナンバーを含む個人情報を収集したり、保管したりすることを禁止している。加えて特定個人情報保護委員会という第三者機関が、マイナンバーが適切に管理されているか監視・監督を行う。こうした法律に違反した場合の罰則も従来より重くなっている。

　次にマイナンバーカードの申請についての課題は、申請から発行までに1〜2か月の時間がかかる。また高齢者や認知症の人、乳幼児の申請の困難などの課題があげられる。こうした理由からマイナンバーカードを持っていない人が、従来の健康保険書が廃止されたときに、必要な保険診療を受ける際の手続きについても今後検討が必要だ。またマイナンバーカードの紛失時の再申請の手続きについても検討が必要だ。

5　国民共通番号制度の英独仏事情

　ではここからは国民番号制度の導入の英独仏における導入経緯をみていこう。

　英国では第二次世界大戦中の1939年に国民登録法に基づき、身分証明書として利用できる国民共通番号が導入された。しかし戦後、個人の身元を証明する行為は強制されるべきでないとして1953年に国民登録法は廃止される。このため行政分野ごとに異なる個人識別番号を用いている。たとえば国民保険番号が社会保険の管理を目的に導入された。しかし2005年に国民保険番号が納税者整理番号としても使用されるようになり拡張された。このように英国では国民保険番号の拡張という形をとっている。

　ドイツでは1970年代に行政事務の効率化を目的として行政分野を横断的に国民番号制を導入しようとした。しかし国民のプライバシー侵害の懸念が多く反対にあい採用されなかった。さらに1983年に汎用的な国民番

号は違憲であるとの判決がでて以来、各行政分野ごとに共通番号が導入されている。たとえば 2003 年には税務分野に用いられる納税者番号として導入された。また同年には医療分野では公的医療保険者番号も導入された。

　フランスでは 1941 年に人口動態に係る統計調査及び徴兵調査のために国民番号が導入された。そして 1970 年代にすでに導入されている社会保障番号を起点として国民共通番号化を図ろうとした。しかしやはり反対意見が強く共通番号化は撤回され、社会保障番号、税務登録番号のように行政分野ごとに異なる番号を用いている。

　以上、各国を概観すると、1970 年代に国民共通番号を導入しようとしたが国民プライバシー保護の観点からの反対にあって挫折した英国、ドイツ、フランスのような国が先進各国の中には多い。そうした中、日本では欧州先進国に先駆けてマイナンバーカードを導入に成功した。ひとえに消えた年金記録問題のけがの功名というべきだろう、

参考文献

株式会社野村総合研究所　「諸外国における国民 ID 制度に関する調査」2022 年 3 月 31 日

アクセンチュア株式会社　「諸外国における共通番号制度を活用した行政手続のワンスオンリーに関する取組等の調査研究」報告書　2022 年 5 月

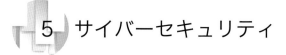

5　サイバーセキュリティ

　医療ＤＸの普及と裏腹に、医療機関へのサイバー攻撃が最近増えている。機微性の高い情報を扱う医療機関はサイバー攻撃の絶好のターゲットだ。いったん医療機関でセキュリティ事故が発生すると、診療停止やシステム復旧作業、法的な対応に追われるなど、コロナウイルス院内感染どこ

ろの騒ぎではなくなる。セキュリティ事故で医療機関のイメージはダウン
し、経営にも大きな影響を与える。そして、サイバー攻撃の手法は日々進
化し、新しい対策をしてもすぐに対応し切れなくなるというイタチごっこ
の連続だ。本項ではこうした医療機関へのサイバー攻撃の現状とその対応
をみていこう。

1　サイバー攻撃の事例

　まず事例をみていこう。

（1）国内の医療機関のサイバー攻撃の事例

　2020年12月、福島県立医科大学附属病院（778床）は、2017年8月以
降、コンピュータウイルス感染が原因とみられる検査機器の不具合が複数
の部署で発生していたことを公表した。しかし身代金の要求やデータ流出
は確認していない。放射線科では、CTで胸部を撮影中に管理端末が再起
動され、撮影画像を保存できなかった。また撮影した胸部のフィルム画像
やレントゲン写真を読み取る際に、装置が自動で再起動され、別室の装置
で再撮影することになった。同病院によると使用端末など外部の端末経由
でウイルスが感染した可能性があるとしている。

　2021年10月、徳島県つるぎ町立半田病院（120床）では、「ランサム
ウェア」と呼ばれる身代金要求型のウイルスによるサイバー攻撃を受け
た。情報システムが暗号化され、患者約8万5千人分の電子カルテが閲覧
できなくなり、一部診療科を除き、約2か月間、新規患者の受け入れを停
止した。

　2022年10月31日、大阪市住吉区の大阪急性期・総合医療センター（865
床）ではランサムウェアにより、電子カルテなどのシステム障害が発生
し、通常の外来診療や緊急以外の手術がストップし、救急患者の受け入れ
もできなくなった。ランサムウェアの感染経路については厚生労働省の専

門家チームの調査によれば、同センターの給食委託事業者のサービスを通じて、同センター内のネットワークに侵入し、電子カルテシステムに感染した可能性が高いという。

（2）海外事例

2014 年、全米で 83 の病院を運営しているコミュニティ・ヘルス・システムズは同年 4 月から 6 月にかけて中国を発信地とするサイバー攻撃を受けたと発表した。ハッカーが仮想プライベートネットワーク（VPN）にログインし、データベース上の患者情報にアクセスしたと考えられた。これにより過去 5 年分 450 万人の患者データが流出したという。

2016 年、南カリフォルニア病院ハリウッド・プレスビタリアン・メディカルセンターは、ランサムウェアによる攻撃を受けたことを公表した。患者データベースにアクセスできなくなり、多くの患者が治療を受けられず、一部は他の病院に移送されることになった。最終的に医療機関側は攻撃者に対し身代金として 1 万 7 千ドルを支払った。

2017 年、英国国営医療サービス（NHS）は、ランサムウェアの感染によりイングランドで 47 病院、スコットランドで 13 病院が被害にあった。一部の病院では手術や診療予約のキャンセル、救急医療の受け入れ中止が起きた。特に深刻な影響がでたのは MRI や CT などの放射線画像診断部門であった。保守党政権による NHS の IT 予算削減によるセキュリティ対策の不備が背景に挙げられた。

2020 年には新型コロナウイルス感染のワクチン治験を行っていた米国 ERT 社に対してランサムウェアを用いたサイバー攻撃が行われ、治験の遅延が懸念されるインシデントが起きた。

（3）医療機器へのサイバー攻撃

医療機器に対するサイバー攻撃もある。医療機器における情報セキュリティに関する 2014 年の調査によると、米国ボストンのベスイスラエル病

院の胎児モニタ装置がマルウェアに感染し、装置のレスポンスが遅くなったことが報告されている。また2008年のダニエル・ハルペリン氏の報告によればペースメーカーやICD（植え込み型除細動器）をリバースエンジニアリングすることで脆弱性を発見し、ハッキングすることで、機器の設定を変更するなどの攻撃が実施できることが明らかになった。同様に2011年、ジェローム・ダドクリフ氏によればインスリンポンプへのハッキングも可能で、ポンプの操作を外部から操作できることが可能ということだった。また2012年、バーナビー・ジャック氏によればペースメーカーやICDへのハッキングも可能であることをデモンストレーションで示した。

　そのほか生化学自動分析装置のソフトウェアの脆弱性から、リモートアクセスにより他のデータベースへの登録や、既存のデータベースへの読み書きが可能になり製品回収が行われたこともある。

2　サイバーセキュリティリスクの増加の背景

　さて以上のようなサイバーセキュリティリスクの増加の背景を見ていこう。一つは医療機関での医療情報の電子化が急速に進んでいるという点だ。従来、医療機関で紙ベースで取り扱われていた医療情報が電子化されることで、医療機関がサイバー攻撃の対象となることが増加している

　わが国の医療機関内では、電子カルテの普及率は一般病院では2008年に14.2％が2020年には57.2％へ、400床以上の一般病院では38.8％が91.2％まで増加している。医療DX推進本部によれば、今後の日本の電子カルテの普及率を2026年までに80％、2030年までに100％を目指すこととしている。

　また二つ目の背景は、医療機関のネットワークが外部との接続の機会が増えたことだ。たとえば、電子カルテなどのシステムのリモートによるメ

ンテナンス時や外部サービスの利用時には、外部ネットワークから医療機関のネットワークもしくは医療機関のネットワークからインターネットを含む外部ネットワークに接続される。これによりネットワーク上でのなりすましや、サイバー攻撃などの脅威も増える。そしてモバイルデバイスにより医療情報を外部に持ち出す機会も増えることで情報漏洩の機会も増えている。

　さらにサイバー攻撃の手口も高度化している。悪意ある標的型メール等のサイバー攻撃により情報漏洩リスクが高まっている。また脆弱性のあるIoT機器の悪用など、これまで想定されなかったリスクが顕在化している。

3　サイバー攻撃対策

　医療機関において想定されるサイバーセキュリティの脅威には以下の4種類がある。

　外部からの攻撃、委託先事業者のミス、内部不正、職員のミスの4種類である。ここでは、この中から外部からのサイバー攻撃に焦点を当ててみていこう。医療機関では、「電子カルテ、医事会計システムなどの医療情報システムはインターネットなどの外部システムから完全隔離されているため、外部からの攻撃は受けにくい」という安全神話が依然としてある。こうした安全神話は最近のサイバー攻撃により簡単に崩壊した。実際にはUSBメモリーやリモートメンテナンス回路を経由した侵入が確認されていて、院内のネットワークは外部ネットワークから完全に隔離されている状態ではない。

　サイバー攻撃による被害の要因としては、ゲートウェイ機器のプログラムやサイバーOSのみアップデートと言ったシステムの脆弱性が指摘されている。2022年3月の厚生労働省の公表した「病院における医療情報システムのバックアップデータ及びリモートゲートウェイ装置に係る調査」

によれば、約40％の医療機関ではリモートアクセスに使用されるプログラムが適切に更新されていないことが明らかになった。また被害から早期復旧を妨げる要因の一つとして、電子カルテデータのバックアップ不備が挙げられる。同調査によるとサイバー攻撃や自然災害に備えてバックアップデータを保管している医療機関は全体の50％に留まっているという。

こうした中、厚生労働省の「医療情報システムの安全管理に関するガイドライン」が改定された。このガイドラインは2005年の第1版よりスタートし、2017年の第5.1版よりサイバー攻撃への対応の記載が始まった。そして2022年の第5.2版で医療機関へのサイバー攻撃の多様化、巧妙化に対応した記載を行っている。

サイバー攻撃の巧妙化については、警視庁の調査「令和3年におけるサイバー空間を巡る脅威の情勢等について」では、以下のように報告されている。これまでランサムウェアでは、不特定多数の利用者を狙って、ウイルスの仕込まれた添付ファイルや不正なリンク付きの電子メールを送信する「ばらまき型」の手口が多かった。しかし最近では、院内ネットワークやリモートにおけるインフラの脆弱性をピンポイントに狙って侵入するなど、手口が巧妙化している。さらにはデータの暗号化のみならずデータを搾取した上で「対価を支払わなければ当該データを公開する」などの金銭を要求するランサムウェアによる恐喝が増えている。さらにその手口も攻撃後にログを削除するなど、サイバー攻撃の手法や技術、手口が高度化しているのが最近の傾向だ。

こうした医療機関のサイバー攻撃対策強化として、まず医療情報システムの安全管理に関するガイドライン5.2版ではランサムウェアによる攻撃を含む非常時の備えとして、データやシステムのバックアップの実施と、攻撃を受けた場合の当該システムのネットワークからの切り離し、隔離や業務システムの停止などを記載している。

　さらにサイバーセキュリティ対策の強化を図るため、2022 年に医療法に基づく医療機関への立ち入り検査の強化も図られるようになった。立ち入り検査のチェックポイントは以下である。パソコンや VPN 機器などの脆弱性情報を収集、速やかに対策を行える体制の確保、診療継続のためデータ・システムバックアップの確実な実行、攻撃を受けたときの復旧手順の検討と事業継続計画（BCP）の策定、サイバー攻撃を想定した訓練、攻撃発生時の医療情報システム保守会社などへの連絡体制、および厚生労働省への連絡体制の確保など。

　そして 2022 年の診療報酬改定でも、400 床以上の保険医療機関について、医療情報システム安全管理責任者の配置及び年 1 回程度の院内研修の実施を診療録管理体制加算の要件として追加した。

4　ISAC、SOC、CSIRT

　ここからはさらなる対策強化として ISAC、SOC、CSIRT についてみていこう。

（1）ISAC

　医療機関のサイバー攻撃では初動対応が重要だ。しかし攻撃や感染が発見されても、医療機関でどのように対応すべきかは周知されていない。こうした情報共有については、米国では ISAC（Information Sharing and Analysis Center、アイザック）と呼ばれる情報共有組織を立ち上げ、サイバー攻撃に関する情報を収集し、医療機関に提供を行っている。

　米国では、1998 年に重要インフラ分野が攻撃されたことをきっかけに、医療を含む、金融、電力、ICT など 19 の分野に ISAC が設立された。ISAC はそれぞれの分野により異なるが、一般的に以下のような機能・役割を有している。「会員に対してセキュリティに関する教育・研修の提供」、「会員間でのインシデント、脅威及び脆弱性に関する業界独自の情報

共有と分析」、「インシデント、脅威、及び脆弱性が分野に与える影響について、関係する政府機関への説明」、「重要インフラ防護の目的において、サイバー／フィジカルに関わらず、あらゆる脅威情報を会員間で共有するための信頼出来るシステムの提供」など。

　わが国でも金融 ISAC、電力 ISAC、情報通信 ISAC、ソフトウェア ISAC 等がすでに立ち上がって活動している。このため医療分野においても、医療関係者をコアメンバーとした「医療 ISAC」の検討が必要だ。

(2) SOC

　次に SOC（Security Operation Center　ソック）とはセキュリティ・サービス及びセキュリティ監視を提供するセンターのことだ。24 時間 365 日体制でプロキシサーバーを経由した医療機関に対する不信な通信や Web サイトの稼働状況を監視することで、サイバー攻撃の早期発見を可能とする。保健医療分野を横断的に監視することで、医療機関に対して多く使われる攻撃手法、昨今のサイバー攻撃の傾向を把握することができ、それを医療機関や前述の ISAC に提供することにより周知を図る。厚生労働省においても 2022 年事業として、「保健医療機関等へのセキュリティ監視環境検証事業」を実施し、医療機関へ情報試算の実地調査を行い、セキュリティ監視システムの全体構成の検討や保健医療分野において望ましいＳＯＣ構築に向けた検討を行うとしている。

(3) CSIRT

　最近では、セキュリティ事故対応のための体制として CSIRT を設置する企業が増えている。CSIRT（Computer Security Incident Response Team、シーサート）は、「コンピュータに関するセキュリティ事故の対応チーム」と言える。

　こうした CSIRT が医療機関においても必要だ。院内 CSIRT だ。院内でセキュリティ事故が発生したら、院内での調整を行い、初期の事態収束

化を図る。院内組織の横の連携を図り、どこに事態報告すれば良いのか、技術的にどのような支援を受ければ良いのか、被害拡大防止のために何をすればよいかなど、迅速に状況判断を行う。これらはとても院内の医療情報室だけでは対応ができない。院内連携が必須となる。そのため CSIRT は専任のセキュリティ担当者だけで結成するのではなく、各部門の兼任のメンバーを配置して構成することから始める。そして CSIRT は予防の観点から、情報収集や啓蒙活動を平時から行うことがポイントだ。いわばサイバー攻撃に対する院内即応チームと言えるだろう。

　セキュリティ事故対応チームである院内 CSIRT や、その情報共有を全国的に支える医療 ISAC、そして全国の医療機関のセキュリティ監視を提供するセンター SOC の立ち上げがまったなしだ。

参考文献

厚生労働省医政局　医療情報システムの安全管理に関するガイドライン第 5.2 版　2022 年 3 月 31 日

—————— コラム　電子レセプトの暗闇 ——————

　2011 年にレセプトオンライン化によって、レセプトの電子化が実現する。電子レセプトとは、厚生労働省が定めた規格・方式に基づきレセプト電算処理マスターコードを使って、CSV（Comma Separated Value）形式のテキストで電子的に記録されたレセプトのことだ。

　しかし残念なことに電子レセプトはなぜか紙レセプト時代の「省略様式」を含んだ集計方式をそのまま踏襲してしまった。このためデータ分析を行う立場からは困難が生じた。

　たとえばこんな具合だ。紙レセプト上の記載が以下だとする。

薬品名	数量	合計点数	日数
ムコダイン錠 500mg	3 錠		
セルベックスカプセル 50mg	3 カプセル		
ロキソニン錠 60mg	3 錠	合計点数 15 点	7 日分

データの分析を行うためのデータ構造とするならば、省略はせず以下のようにすべての行と列にデータを記入するのが正しい。

薬品コード	数量	点数	回数
610407447（ムコダイン錠 500mg）	3 錠	5 点	7 回
612320346（セルベックスカプセル 50mg）	3 カプセル	6 点	7 回
620098801（ロキソニン錠 60mg）	3 錠	4 点	7 回

　しかし現在の電子レセプトのデータベース構造がこのようになっていないため、電子レセプトの CSV データをエクセルで開くと、いたるところ空白の欄が生まれてしまう。

　なんでこんな初歩的なデーターベース構造のミスを犯したのだろう？おそらくは当時は紙レセプトの電子化を急ぐあまり、紙レセプトを省略形式まで踏襲してしまったのだろう。そこにはデータベースと

しての二次利活用の考えは全くなかったのだろう。

　結局このデータベース構造の誤りは後の DPC 電子レセプトの導入のときには是正された。しかし従来の出来高レセプトは依然として古いままのデータベース構造だ。現在、DPC 方式で報告を行う DPC 調査参加病院は 5,312 病院、2022 年 3 月現在の全国 8,202 病院の 64.8％だ。このデータベース構造の是正は DPC 調査参加病院が 100％になるまで待たなければならない。それにしてもずいぶんと遠回りをしたものだ。

　電子レセプトのデータベースの暗闇に広がりつつある DPC の光というべきだろう。

第2章
医療 DX 推進本部

　日本のデジタル化は諸外国に比べて立ち遅れている。こうした中、2020年以降にようやく医療 DX の社会実装の動きがわが国でも本格化する。本章ではまずは 2020 年のデータヘルス改革集中プランを見ていこう。このプランが現在の医療 DX 推進本部が進めようとしている「全国医療情報プラットフォーム」である EHR（エレクトロニック・ヘルス・レコード）計画につながることになる。その他、本章では電子カルテの標準化、医療DX 推進本部の設置、各国の医療情報システム事情を見ていこう。

 ## 1 データヘルス集中改革プランと EHR

　2020 年は日本の医療 DX の社会実装への大きな動きのあった年だ。現在につながる、EHR（エレクトロニック・ヘルス・レコード）や PHR（パーソナル・ヘルス・レコード）などの基本概念がデータヘルス改革集中プランで公表された。これらの動きをデータヘルス改革集中プランから読み取っていこう。

1　データヘルス集中改革プラン

　2020 年 7 月に厚生労働大臣を本部長とするデータヘルス改革推進本部が設置され、コロナ後の「新たな日常にも対応したデータヘルスの集中改

▶3つのACTIONを今後2年間で集中的に実行

ACTION1：全国で医療情報を確認できる仕組みの拡大

患者や全国の医療機関等で医療情報を確認できる仕組みについて、対象となる情報（薬剤情報に加えて、手術・移植や透析等の情報）を拡大し、令和4年夏を目途に運用開始

ACTION2：電子処方箋の仕組みの構築

重複投薬の回避にも資する電子処方箋の仕組みについて、オンライン資格確認等システムを基盤とする運用に関する要件整理及び関係者間の調整を実施した上で、整理結果に基づく必要な法制上の対応とともに、医療機関等のシステム改修を行い令和4年夏を目途に運用開始

ACTION3：自身の保健医療情報を活用できる仕組みの拡大

ＰＣやスマートフォン等を通じて国民・患者が自身の保健医療情報を閲覧・活用できる仕組みについて、健診・検診データの標準化に速やかに取り組むとともに、対象となる健診等を拡大するため、令和3年に必要な法制上の対応を行い、令和4年度早期から順次拡大し、運用

★上記のほか、医療情報システムの標準化、API活用のための環境整備といったデータヘルス改革の基盤となる取組も着実に実施。電子カルテの情報等上記以外の医療情報についても、引き続き検討。

図表2-1

厚生労働省　第7回データヘルス改革推進本部資料より（2020年7月30日）

革プラン」が公表された。このプランでは3つのアクションプランが公表された。アクション1は「全国で医療情報を確認できる仕組みの拡大」、アクション2は「電子処方せんの仕組みの構築」、アクション3は「自身の保健医療情報を活用できる仕組みの拡大」である。それぞれのアクションプランについては1と2は2022年夏を目途に運用開始し、3については2022年早期から順次拡大、運用するとしている。今回はこの3つのアクションプランのこれまでの経緯と今後の課題について見ていこう（図表2-1）。

2　オンライン資格確認制度

　さてデータヘルス集中改革プランの基盤をなす仕組みが「オンライン資格確認制度」である。まずオンライン資格確認制度について見ていこう。

　オンライン資格確認では、マイナンバーカードの IC チップにより、医療機関に備え付けたカードリーダーを通じて、社会保険診療報酬支払基金（以下、支払基金）および国民健康保険中央会支払基金（以下、国保中央会）の保険資格情報をオンラインで確認することができる仕組みだ。これまでは保険資格確認は医療機関の窓口で保険証をいちいち係員に提示し、窓口では保険証記号番号、氏名、生年月日、住所等を医療機関システムに入力する必要があった。こうした保険資格の確認を怠ると保険資格のないことが診療後に発覚し、医療機関はレセプトの返礼を受けることになる。これをオンライン資格確認制度では、保険資格があるかどうかをマイナンバーカードをカードリーダーにかざすだけで自動的に確認することができる。

　2022 年 7 月現在、オンライン資格確認等システムの運用開始施設は、病院の 41％、医科診療所の 17％、歯科診療所の 17％、薬局の 45％にまで達している。データヘルスの基盤となるオンライン資格確認等システムの早急な導入が望まれる。

3　全国で医療情報を確認できる仕組みの拡大について（アクション 1）

　上記のオンライン資格確認のシステムは常時、支払基金・国保中央会とオンラインで接続されるため、支払基金・国保中央会が保有している保険資格情報以外にも患者のレセプトの薬剤情報や特定健診等情報を全国の医療機関で閲覧することができるようになる。こうしたマイナンバーカードを利用して閲覧できる仕組みを「マイナポータル」と呼んでいる。マイナポータルは政府が運営しているオンラインサービスで、別名「情報提供等

記録開示システム」と呼ばれている。もちろん医療機関における閲覧にあたっては、患者が閲覧に同意していることをマイナンバーカードで確認した上での閲覧となる。

　どのような内容について閲覧できるかについては、2020 年 3 月より開始された厚生労働省の「健康・医療・介護情報の利活用に関する検討会」（座長：森田朗津田塾大教授）で検討が進んでいる。それによると、全国の医療機関等が閲覧できる患者情報は、①医療機関名、②診療年月日、③手術（移植・輸血含む）、④放射線治療、⑤画像診断、⑥病理診断、⑦処置のうち透析、⑧特定の傷病に対する長期・継続的な療養管理が確認できる医学管理等・在宅療養指導管理料などである。

　また確認できる医療情報の範囲を患者が制限する仕組みも作る。医療情報には患者本人が知られたくない機微な情報も含まれる。こうした患者の開示同意の条件のもとに 2021 年 3 月から特定健診情報、10 月から薬剤情報を確認できる仕組みが稼働した。

　同時に救急時に医療機関が確認できる仕組みも作る。救急時であっても、原則、患者がマイナンバーカードを持参し、顔認証付きカードリーダー等を用いて本人確認を行い、本人の同意を得た上で、情報を閲覧する。患者の意思確認できない場合は、救急専用端末で情報照会することとする。また救急医療に携わる有資格者等の閲覧に限定して事前に専用 ID 等を発行し、閲覧者を画面表示する等の利用状況のモニタリングを行うこととする。

　さらに、患者がマイナンバーカードを持参していない場合は、患者の「氏名」、「生年月日」、「性別」、「保険者名称又は患者住所の一部」を救急専用端末に入力して情報照会することとする。さらに上記に加え、情報の照会時に端末利用者の再確認を行うとともに、救急専用端末の閲覧ログにもとづいて電子カルテへの患者情報の登録状況等を事後的に点検可能とす

る。救急時に医療機関が確認できる情報は、通常時と同じ項目とするとしている。

4　電子処方せんの仕組みの構築について（アクション2）

　次に電子処方せんについてみていこう。電子処方せんの議論は2008年の医療情報ネットワーク基盤検討会で「電子処方せんの実現について」から始まった。この検討会では期待される処方せん電子化のあり方、処方せん電子化によるメリットと生じる課題などを検討した。つぎに2016年2月の医療情報ネットワーク基盤検討会で「電子処方せん運用ガイドライン」の検討が具体的に始まった。検討会では電子処方せん管理サーバー、HPKI（保健医療福祉分野の公開鍵基盤）、電子処方せん引き換え券が議論された。

　以上の検討会の経緯を経て、2020年3月より前述の「健康・医療・介護情報の利活用に関する検討会」（座長：森田朗津田塾大教授）が発足して、その議論を引き継ぐ。電子処方せんについては以下のような方向性で検討が進んだ。まず電子処方せん管理サーバーは前述のマイナポータルを活用して支払基金、国保中央会のサーバーを使用することとしている。医療機関においては、HPKIなどで医師本人であることが担保された方法で電子処方せんを電子処方せん管理サーバーに登録し、薬局において処方せん管理サーバーから電子処方せんを取り込む仕組みとする。

　こうして支払基金、国保中央会のサーバーに登録された処方せんは、全国の医療機関から集まる処方・調剤情報を活用して、重複投薬等を防止する仕組みも同時に構築する。具体的には、複数の医療機関や薬局において、処方・調剤情報をリアルタイムで共有する機能を付すとともに重複投薬等についてチェックを行いアラートを発する機能を構築する。これにより薬の飲み合わせ確認や適正服薬の指導、重複投薬や併用禁忌の薬剤投与

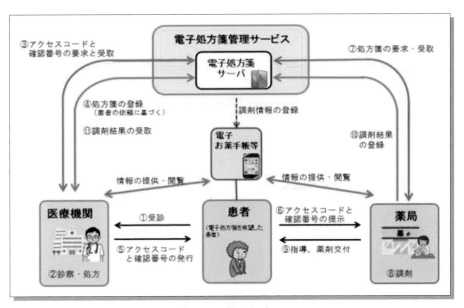

図表 2-2　電子処方せん

健康・医療・介護情報後活用に関する検討会資料より　2020 年 11 月 9 日

の防止、ポリファーマシー防止（多剤等による有害事象の防止等）等に活用するとしている。またこのように複数の医療機関や薬局から集まる処方せん管理サーバーの薬剤情報を用いて電子お薬手帳にも応用するとしている（図表 2-2）。

　しかし、課題もある。筆者もその専門委員として参加していた内閣府の規制改革推進会議・医療介護ワーキンググループでも、2021 年 2 月、以下の議論がなされた。「支払基金、国保連の電子処方せんサーバーの医薬品情報はレセプト情報に依存しているので、レセプトの審査期間中の 1.5 か月のタイムラグが生じる。このため電子処方せん管理サーバーでは医薬品の重複投与などの検出を行うには直近の処方データを参照する仕組みが必要」という意見が出た。

　またHPKIも課題だ。電子署名に必要なHPKIカードの普及が手続きが煩雑なこともあって進んでいない。2021年2月現在のHPKIカード発行枚数18,031枚で、全医師の5.5%にしか発行されていない。2021年医療介護ワーキンググループでも「現状では処方せんに医師の三文判を押印しているのが実態だが、これが電子処方せんになるとHPKIという実印レベルの規制をかけるのはいかがなものか？」「医師の所属する当該医療機関や保険薬局が機関登録していればより簡易な医師確認と薬剤師確認で済むのではないか？」などの意見が出された。

5　自身の保健医療情報を活用できる仕組みの拡大について（アクション3）

　世界的には、個人の健康診断結果や服薬歴等の健康等情報を電子記録として本人や家族が正確に把握するための仕組みであるPHR（パーソナル・ヘルス・レコード）の考え方が広まっている。こうした個人の医薬品情報をはじめとした疾患情報をインターネット経由で患者個人のパソコンや携帯電話にダウンロードできる仕組みが各国で始まっている。たとえば米国では2010年8月からスタートした「ブルーボタン計画」の取り組みである。この計画は、本来、個人が所持しておくべき医療情報を「なぜ自分のパソコンや携帯にダウンロードできないのか？」という素朴な疑問からスタートしたと言われている。

　実は、こうした取り組みは日本では、民主党政権時の2010年にも「どこでもMY病院」構想としてあった。「どこでもMY病院」構想とは、内閣府の高度情報通信ネットワーク社会推進戦略本部（IT戦略本部）が2010年5月に公表した「新たな情報通信技術戦略」の医療分野の計画の一つだ。「どこでもMY病院」は「自己医療・健康情報活用サービス」の別名があるように、「パーソナル・ヘルス・レコード」の取り組みであることに特徴がある。

　米国のブルーボタン計画から 20 年、どこでも MY 病院構想から 10 年を経て、今回ようやく PHR はオンライン資格確認制度を含む政府のポータルサイトであるマイナポータルを通じて実現可能となった。すでにわが国の PHR に関する先行的な取り組みとしては、2017 年度から自治体が保有する予防接種情報のマイナポータルでの提供が開始されており、2020 年 6 月からは乳幼児健診等の情報提供が始まっている。そして 2021 年 3 月からは特定健診、2021 年 10 月からは薬剤情報について、マイナポータルを通じた提供がされている。

　また PHR の仕組みをマイナポータル以外でも、民間 PHR サービスとして運用する仕組みについても検討されている。検討は、「健康・医療・介護情報利活用検討会」の健診等情報利活用ワーキンググループ及び同ワーキンググループの下にある「民間利活用作業班」での議論を経て、PHR のガイドラインである「健診情報等の取り扱いに関する基本的指針」（以下、基本的指針）として 2021 年 4 月に公表された。基本的指針は民間 PHR 事業者として遵守すべき情報の管理・利活用に係るルールである。基本的指針には情報セキュリティ対策、個人情報の適切な取扱い、情報の保存・管理、相互運用性の確保などを定めたものだ。また同基本的指針を踏まえ、政府のマイナポータルと民間 PHR 事業者との API 連携等を行うことにも言及することになっている。API とは「アプリケーション・プログラミング・インターフェース（Application Programming Interface）」のことだ。一言で表すと、ソフトウェアやプログラム、Web サービスの間をつなぐインターフェースのことを指す。

　以上、データヘルス改革に関する 3 つのアクションを通じて振り返ってみた。アクション 1 は「全国で医療情報を確認できる仕組みの拡大」、アクション 2 は「電子処方せんの仕組みの構築」、アクション 3 は「自身の保健医療情報を活用できる仕組みの拡大」である。アクションプラン 1 の

「全国で医療情報を確認できる仕組み」とは、後の章で詳細を述べる健康医療情報基盤である EHR（エレクトロニック・ヘルス・レコード）の仕組みに他ならない。EHR ではそれまで別々の場所にばらばらに保管されていた健康医療情報を一つのプラットフォームの上に集める仕組みのことだ。またアクション 3 の自身の保健医療情報を活用出来る仕組みとは PHR（パーソナル・ヘルス・レコード）であり、健康医療情報を個人単位で一元的に保存したデータのことだ。次の章では PHR についてみていこう。

参考文献

1）厚生労働省　第7回 データヘルス改革推進本部 資料（2020年7月30日）
2）厚生労働省　第 123 回社会保障審議会医療保険部会資料（2019 年 12 月 25 日）
3）厚生労働省　健康・医療・介護情報の利活用に関する検討会資料（2020 年 11 月 9 日）

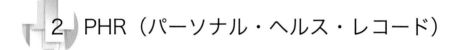

2 PHR（パーソナル・ヘルス・レコード）

　PHR（パーソナル・ヘルス・レコード）とはデジタルを活用して、健康・医療・介護に係る個人情報を統合的に収集し、個人単位で一元的に保存したデータのことだ。「生涯型電子カルテ」と呼ばれることもあり、生涯に渡る個人の健康増進や生活習慣の改善のために活用される。

　実は紙ベースでは、すでにこうした PHR は活用されている。たとえばお薬手帳、高血圧手帳、糖尿病手帳、母子手帳などがある。病院や診療所の外来ではお薬手帳は患者必携のアイテムだ。これに加えて最近では電子お薬手帳や、歩数計や、自己測定による血圧や血糖、体重、食事や運動、

服薬情報などをスマートフォンのアプリで記録管理できるシステムも出て
きた。外来でもこうしたスマートフォンを患者さんが医師に提示すること
も増えてきた。こうした PHR の現状とこれからの普及の課題について見
ていこう。

　前章で紹介したように、米国では 2010 年にオバマ政権のときスタート
したブルーボタン計画のように、医療機関や保険者に蓄えられた医療情報
を患者個人のパソコンにダウンロードできる仕組みも始まっている。本項
ではこうした PHR の仕組みについて振り返ってみよう。

1　データヘルス改革プラン

　PHR は前章で述べたデータヘルス改革プランのアクション 3 の「自身
の保健医療情報を活用できる仕組みの拡大」で以下のように取り上げられ
ている。「パソコンやスマートフォン等を通じて国民・患者が自身の保健
医療情報を閲覧・活用できる仕組みについて、健診・検診データの標準化
に速やかに取り組む」。このため PHR は以下の「3 つのステップ」を踏ん
で行うとしている。

　ステップ 1 は国民・患者が自らの保健医療情報を適切に管理・取得でき
るインフラの整備。これについてはマイナポータルから保健医療情報を取
得可能とするインフラの整備を行う。

　ステップ 2 は保健医療情報を適切かつ効果的に活用できる環境の整備。
これについては安全・安心に民間 PHR サービス等を活用できるルールの
整備を行う。マイナポータルと API 連携など円滑に情報活用できるイン
フラの整備を行う。

　ステップ 3 は研究開発等の推進。これについてはそのためのデータベー
スの構築やデータの二次利活用の在り方について整理する。

　本項ではこの中でもとくにこれから進展が期待される民間 PHR サービ

スの実態とその課題について見ていこう。

2　民間 PHR のサービスの現状

　冒頭に述べたように、PHR は民間 PHR サービスとしてすでに事業化されている。「健康・医療・介護情報利活用検討会」の健診等情報利活用ワーキンググループと同ワーキンググループの下にある「民間利活用作業班」ではこうした民間 PHR の利用者や事業者のアンケートを 2021 年 12 月に行った。調査は 2021 年に Web アンケート調査で実施された。民間 PHR サービスの利用者、過去利用者、未利用者 1,600 名に尋ねている。調査対象は男女ほぼ同数、年代も各年代がほぼ均等に選ばれている。

　利用者にどのような PHR アプリを使用しているかの問いについては、お薬手帳、コロナ接触確認、フィットネスがそれぞれおよそ 14％程度と多い。次いでヘルスケア関連アプリの 12％となっている。なお「PHR」の名称を知らないという回答が 66％も占めていた。利用者の利用目的としては、健康増進、疾病予防、各種手帳等の電子化が目的という回答が多かった。よく利用する情報項目としては体重、運動、睡眠等の日々のライフログ情報が良く使われていた。

　現在 PHR サービスを利用している人は、アプリ自体の使用しやすさを評価していて、また利用による健康意識や安心感を実感していることがアンケートからは判った。一方、アプリから離脱した人は、「データ登録が面倒」、「セキュリティが不安」、PHR サービスやアプリ同士の連携にかかる「手間が面倒」との答えが上位を占めた。また連携意向へのニーズを聞いたところ、連携意向が高かったのは医療機関との連携、健診結果・薬剤情報・受診・アレルギーデータなどの連携が挙げられた。一方連携意向が低かったのは、勤務先、第三者企業、保険者であり、内容としては経済状況、家族情報、介護情報、商品開発やマーケッテイング目的の連携であっ

た。

　こうしたデータ連携については 15％前後のユーザーがすべて連携しても いいという一方、50％前後のユーザーがすべて連携したくないとの意向であった。

3　民間 PHR 事業の現状

　ではこうした PHR 事業を行う民間事業者の実態について、先述の民間利活用作業班の調査をみていこう。調査は 2021 年 12 月から 2022 年 3 月に 300 事業者に電子メールまたは郵送で行われた。調査内容は、事業者概要、サービス概要、後述する基本的指針への対応状況、情報セキュリティ対策、個人情報の適切な取扱い、健診等の情報の保存及び管理並びに相互運用性の確保、広告について、そして今後の方向性などについて調査している。300 事業者のうち 69 事業者、99 件のサービスについての回答が得られた。調査回収率 23.7％であり、1 社あたりの取り扱いサービス平均 1.4 件であった。

　PHR 事業者の 9 割は民間事業であり、事業者の業種は情報通信分野が半数以上を占める。サービス提供方法は個人利用者向けが 30.3％、法人・団体向け 37.4％、両方に向けたサービスが 32.3％であった。費用負担は企業が負担するのが 5 割、ついで利用者個人の負担が 33％、自治体負担が 28％、健保組合負担が 28％であった。いずれも複数回答である。

　サービス提供手段はスマートフォンによるアプリが 74.7％と最も多かった。サービス登録者数は 1 万人以上 10 万人未満、10 万人以上 100 万人未満がそれぞれ 25.5％であった。主なサービスごとの登録者数の中央値は救急時サポートが最も多く、次いでお薬手帳・服薬管理、母子手帳・出産・育児管理の順に多かった。

　取り扱い情報としては利用者自らが取得する日常生活の健康情報が

67.7％であり、ついで健康診断等の情報が49.5％、調剤情報、診療情報が2割程度だった。取り扱い情報の詳細は体重がサービスの5割以上、次いで歩数が4割程度、身長、血圧がそれぞれ4割弱であった。健康診断情報では、特定健診結果、定期健診結果がそれぞれ3割以上のサービスで取り扱われていた。また調剤情報ではお薬手帳、処方せん情報が1割程度で取り扱われていた。医療機関の診療情報では血液などの臨床検査結果が約1割のサービスで取り扱われていた。しかし介護情報を取り扱うサービスは5％に満たなかった。

　利用者の日常生活の健康情報の多くは利用者本人からの情報を入手していた。一方健康診断等の情報は利用者本人のほか、医療機関や健康保険組合から入手されていた。調剤情報は利用者本人以外に医療機関や調剤薬局から入手されていた。

　データに対する助言機能（リコメンド機能）を持たないサービスが半数以上あった。また利用者の生活習慣改善などへのリコメンド機能を備えているサービスについては科学的エビデンスを基に当該分野の専門医の監修を受けているサービスが4割以上あった。

4　民間事業者による健診等情報の取り扱いに関する基本的指針

　こうした民間PHR事業者に対する健診等情報の取り扱いが増えていくなかで、健診情報等の取り扱いに関する「基本的指針」が2021年4月に総務省、厚生労働省、経済産業省の連名で公表された。基本的指針では、健診等情報を取り扱う民間PHR事業者が法規制に加えて、適正なPHRの利活用を促進するために遵守すべき事項を提示している。

　対象情報は個人が自らの健康管理に利用可能な要配慮個人情報を「健診等情報」と定義している。具体例としては予防接種歴、乳幼児健診、特定健診、薬剤情報等を列挙している。対象事業者としては健診等情報を取り

扱う PHR サービスを提供する民間事業者としている。

　基本的指針には以下の 4 つの要件が記載されている。①情報セキュリティ、②個人情報の適切な取り扱い、③健診等情報の保守、管理、相互運用性の確保、④その他。

① 情報セキュリティ

　情報セキュリティ・マネジメントシステム（ISMS）またはプライバシーマークの取得に努める。ただしマイナポータル API 経由で健診等情報を入手する事業者においては第三者認証を取得すべき。

② 個人情報の適切な取り扱い

・プライバシーポリシーやサービス利用規約を分かりやすくホームページに掲載

・利用目的に第三者提供を含む場合は、利用目的、提供される個人情報の内容や、提供先等を特定し、わかりやすく通知した上での同意の徹底

・本人同意があった場合でも、本人の不利益が生じないように配慮

・同意撤回が容易に行える環境の整備

・健診等情報の利用が必要なくなった場合又は本人の求めがあった場合、健診等情報を消去又は本人の権利利益を保護するため必要な代替措置を行う

③ 健診等情報の保守、管理、相互運用性の確保

・健診等情報について、民間 PHR 事業者から利用者へのエクスポート機能及び利用者から民間 PHR 事業者へのインポート機能ついて備えるべき

④ その他

・対象事業者は自己チェックシートに沿って本指針の各要件を満たしているかどうかを確認し、点検後のチェックシートを自社ホームページ

等で公表すべき

5 基本的指針に関する調査

　上述したように、基本的指針は民間 PHR 事業者として遵守すべき情報の管理・利活用に係る以下のルール、情報セキュリティ対策、個人情報の適切な取り扱い、情報の保守，管理、相互運用性の確保などを定めたものだ。また同基本指針を踏まえて、政府のマイナポータルと民間 PHR 事業者との API 連携等を行うことになっている。冒頭に述べた 2021 年 12 月の Web アンケート調査の中から、基本的指針に関する部分を見ていこう。

　それによると調査時点で、基本的指針は 6 割以上の事業者で認知がされていた。一方、調査時点でチェックシートを公開している事業者は 3% しかなかった。理由はこの時点ではまだ「チェックシートが公表することになっている」ことを知らなかったためが最も多かった。またマイナポータルとの連携に向けて検討・準備中のサービスを取り扱う事業者では、全例で基本的指針の策定がすでに認知されていた。その他の事業者では扱うサービスがチェックシートの対象であることを知らなかったり、知っていてもチェックシート公開の時間や費用をかけられないという回答が 2 割ほどあった。

　また 6 割以上の企業において医療情報システムの安全管理ガイドラインを参照していた。取得している第三者認証としては 5 割がプライバシーマーク、次いで ISMS であった。利用者の情報アクセス・コントロール機能として、利用者が PHR 情報にアクセスできるが 8 割以上にあった。次いで情報の追加・修正、利用停止の順で多かった。また事業者のうち情報を第三者提供を実施しているのは約 2 割あった。提供先は大学・研究所が 4 割であり、次いで自治体等であった。第三者提供をしている情報としては日常生活の健康情報が 6 割程度で、第三者からの情報提供に対する対価

を半数の事業者が受けていた。

　マイナポータルとの連携については実施に向けて準備中の事業者が全体の2割程度であった。しかし8割は計画がない、わからないとの回答だった。情報を利用者がダウンロードすることが出来るサービスは3割程度だった。情報の標準化が必要と考えられる情報は定期健診が66％で最も多く、次いで特定健診結果、体重、歩数、血圧との回答が多かった。

　業界団体に対する、民間 PHR 事業者の意向としては、8割以上が業界団体に参加したいと前向きな事業者が多かった。また業界団体に対する期待としては自主ガイドライン作りが6割以上で、次いで異なる業種間の連携や情報交換、政府への提言機能が多かった。また今後の課題としてはデータの二次利活用の在り方が最も多く、次いで標準化やポータビリティの確保、市場への拡大の期待が多かった。

6　PHR の海外事情

　日本ではようやく制度環境が整いつつある PHR であるが、海外では先述の米国のブルーボタン計画など様々な先行事例がある。つぎに米国、英国、オーストラリアなど海外の PHR 事情を見ていこう。

（1）米国

　まず米国の PHR で有名なのは先述したブルーボタンである。ブルーボタンは 2010 年のオバマ政権時代に、退役軍人省が退役軍人向けに始めた PHR サービスだ。退役軍人が退役軍人病院や社会保険庁に蓄えられた自らの医療情報を、退役軍人省のホームページの「ダウンロード・マイ・データ」というボタンをワンクリックするだけで、自分のパソコンにダウンロードするサービスから始まった。このボタンが青色をしていることからブルーボタンと呼ばれるようになった。

　このシステムは元々は在郷軍事局のローカルなサービスであったが、現

在は米国の国家医療 IT 調整官室（ONC）が主導して、全国版の EHR と患者が個人の電子健康記録にアクセスする PHR を一体化して、EHR の機能の一つとしての PHR を運用するサービスへと変わってきている。そしてトランプ政権下の「マイヘルス E データ」計画の中で、ブルーボタンは進化し、医療情報を単に閲覧したりダウンロードすることにとどめず、データの有効活用をするとしてブルーボタン 2.0 へと進化している。

　米国では民間 PHR も盛んである。米国の民間医療保険の最大手であるカイザーパーマネンテでは、39 病院、720 診療所を保有している。これらの医療機関はカイザーパーマネンテの独自の EHR のデータベースを有する。このデータベースは「マイヘルス・マネジャー」という独自の PHR に繋がっていて、患者個人がオンラインで治療履歴を確認できるほか、定期健診などで得られたデータや放射線画像を閲覧したり、担当医のアドバイスを確認できたりする。

　また米国アップル社はスマートフォンを通じて患者が自分の医療データを複数の提供元から集めて一覧できるアプリを提供している。また糖尿病管理アプリ「ブルースター」を開発したウェルドック社は以下のサービスを提供している。患者がブルースターを備えたスマートフォンに血糖測定器からの血糖値をブルートゥースで入力すると、疾患指導や生活習慣に関するアドバイスが表示される。その他、ブルースターで専門医に質問もでき、薬物療法や食事療法、運動療法といった糖尿病治療の学習もできる。そして医師にはブルースターから毎回診察前に患者の血糖値、服薬、体調に関するレポートが送られ医師の診察をサポートしている。このような機器はソフトウェア・アズ・ア・メディカル・デバイス（SaMD：サムディ）と呼ばれ、FDA により医療機器として承認され、保険償還の対象ともなっている。SaMD については本書の第 3 章でも詳細を論じているので、参照されたい。

（2）英国

　つぎに英国を見ていこう。英国では 2008 年に国営医療サービス（NHS）の主導により、一般医（GP）の簡易電子カルテを全国 EHR であるスパインという広域の VPN ネットワーク上に格納した簡易カルテ Summary Care Record（SCR）が導入された。SCR では GP が自身の患者の情報を登録し、夜間や緊急時に他の医師や看護師がアクセスできるサービスである。またこの記録には患者も GP を経由してオンラインでアクセスできる。2018 年からは SCR には長期的な健康状態、関連する病歴及びケアに関する情報も含むようになり PHR としての機能を果たしている。

　英国では民間 PHR 事業者も盛んだ。Patients Know Best（PKB）という民間 PHR 事業者は患者をシステムの中核に備えた PHR サービスを提供している。PKB では様々なリソースから集約した自身の医療データを閲覧管理できるだけでなく、ウェアラブルデバイスから取得したバイタルデータをアプロードすることもできたり、かかりつけ医や他の GP と共有することができる。この PKB のビジネスモデルは医療機関が患者を誘引するサービスとして医療機関との契約で行っていたが、最近では地域全体や政府と契約して総合的なサービスモデルとして発展している。

（3）オーストラリア

　オーストラリアのデジタルヘルス庁は 2016 年の創設以来、医療分野のデジタル化を積極的に推し進めている。中でも患者が自ら生涯の医療情報を把握できる PHR の仕組みとして My Health Record の構築を進めている。当初は国民が手上げ方式で加入するオプトイン方式で行っていたが、現状では不参加の意思表示がないかぎり参加するオプトアウト方式を導入している。このため 2020 年 7 月時点でオーストラリア国民の約 9 割、医療提供側では 1 万 6,400 施設が同システムに登録していて世界の PHR シ

ステムの中で最も高い普及率となっている。また民間企業開発のモバイルアプリと連携しているため、ユーザーはスマートフォンを使ってどこからでも PHR にアクセスすることができる。ただ、これまでに医療データの漏洩などの事象が発生したため、民間事業者との連携については慎重な意見も出ている。

参考文献

厚生労働省　健康・医療・介護情報利活用検討会・健診等情報利活用ワーキンググループ・民間利活用作業班　「民間 PHR サービスの現状と課題に係る調査等について」(2021 年 12 月 8 日、12 月 26 日)

総務省、厚生労働省、経済産業省　「民間 PHR 事業者による健診等情報の取り扱いに関する基本的指針　2021 年 4 月（2022 年 4 月一部改正）

株式会社野村総合研究所　「我が国の PHR の利活用・事業創出の推進に向けた調査」内外一体の経済成長戦略構築にかかる国際経済調査事業 2020 年 3 月

3 医療 DX 推進本部

　2022 年 10 月に総理を本部長とする「医療 DX 推進本部」がスタートした。今回は医療 DX 推進本部の三つの柱、「全国医療情報プラットフォームの創設」、「電子カルテ情報の標準化」、「診療報酬改定 DX」について見ていこう。この医療 DX 推進本部の構想については、2022 年 5 月に自民党政務調査会のプロジェクトチーム（座長：加藤勝信、平井卓也）が発表した「医療 DX 令和ビジョン 2030」の提言（以下、「医療 DX 提言」）が反映されている。この提言内容も合わせて見ていこう。

1　全国医療情報プラットフォームと EHR

　まず第一の柱は「全国医療情報プラットフォームの創設」である。医療DX 提言では、現在、分散されて保管されている個人の健康・医療に関する情報を一か所に集めて活用するため、全国医療情報プラットフォーム、いわゆる全国版の電子健康記録である EHR（エレクトロニック・ヘルス・レコード）を創設することを提案している。

　EHR とは、個人のあらゆる診療情報を生涯にわたって電子媒体に記録し、その情報を各医療機関の間で共有・活用する仕組みのことだ。EHRには本人の既往歴や薬歴、アレルギー、予防接種日はもちろん、検査の画像レポートなども蓄積することができる。この EHR 導入により以下のメリットを得られる。医療機関が患者の診療情報を把握しやすくなる。これにより医師がより的確に診断や診療を行えるというメリットだ。また、患者の病歴などを確認することがしばしば困難な救急医療の現場でも威力を発揮する。

　さらに EHR により病院間で診療情報の連携ができる。EHR にはその患者が他の医療機関で受けた検査のデータなども記録されているため、紙媒体に出力することなくデータを医療機関間で共有することができ、連携先医療機関との情報交換、意見交換に役立ち、病院間の役割分担を勧め、地域医療を活性化することにも役立つ。

　そして EHR は医療の進歩に貢献するビッグデータの蓄積につながる。EHR の普及が進めば進むほど EHR に蓄積されるデータが増えて、いわゆる「ビッグデータ」として機能するようになる。こうして収集されたデータは、匿名性を担保した上で医学の研究の進歩に寄与することができる。

2　全国医療情報プラットフォームの情報内容

　すでに全国医療情報プラットフォームについては、レセプト・特定健診

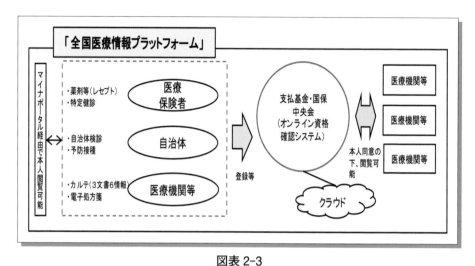

図表 2-3
自由民主党政務調査会「医療 DX 令和ビジョン 2030」 2022 年 5 月 17 日

情報についてはオンライン資格確認制度のもとで支払基金や国保中央会の
サーバーにこれらの情報が保管され、患者や医療機関が情報閲覧を行うこ
とが可能となっている。これに加えて、2023 年 1 月からスタートする電
子処方せんについても支払基金や国保中央会に電子処方せん管理サーバー
が置かれ、電子処方せん情報が加わることになっている。

　医療 DX 提言では、さらにこれらの情報に加えて、自治体の検診情報、
ワクチン等の接種情報、電子カルテ等の情報を加えることを提言している
（図表 2-3）。

　また電子カルテ情報については、現時点では診療情報提供書・退院時サ
マリー、健診結果の 3 文書と傷病名・アレルギー・感染症・薬剤禁忌・検
査・処方情報の 6 情報のいわゆる「3 文書 6 情報」を全国医療情報プラッ
トフォームの保管対象とすることですでに検討が進んでいる。図表 2-4 で
は電子カルテ情報と全国医療情報プラットフォームがオンライン資格確認

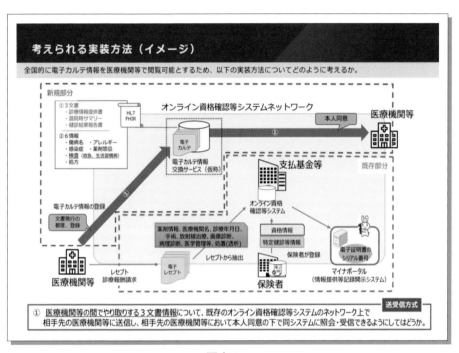

図表 2-4
厚生労働省「健康・医療・介護情報利活用検討会医療情報ネットワークの基盤に関するワーキンググループ」資料（2022 年 5 月 16 日）

等システムの中で同居しているイメージが描かれている。

　医療 DX 提言では、こうした全国医療情報プラットフォームの留意事項として、「支払基金・国保中央会は本来、保険医療費請求に係る審査を主な任務としており、全国医療情報プラットフォームの運営は新たな別の業務である」としている。このため「審査業務では電子カルテ等の情報を用いることはない旨を法令で明確にするべき」としている。

　また全国医療情報プラットフォームの構築運営に当たってはコスト負担、情報セキュリティを考慮した検証を行うとしている。さらに死亡に関

する情報について、レセプト情報等と連結させて研究利用に活用できるよう、法的・技術的課題を整理し実施するとしている。

　また医療 DX 提言では、全国医療情報プラットフォームの安全利用については、情報セキュリティ対策として情報共有と助言を行うヘルスケア ISAC（Information Sharing and Analysis Center）を組織し、医療分野のサイバーセキュリティ対策人材の育成と、医療機関スタッフへの教育を担う拠点を形成するとしている。

　さらに全国医療情報プラットフォームについては先進各国の効果的な取り組みを参考とすることと述べている。

3　電子カルテ情報の標準化

　次に全国医療情報プラットフォームの第二の柱の「電子カルテ情報の標準化」を見ていこう。電子カルテ情報の標準化には、まず国際標準となりつつある HL7FHIR を活用して、共有すべき項目の標準コードや交換手順を厚生労働省が定めるべきとしている。HL7FHIR とは Web 上で医療情報を交換するための新しい国際的な標準規格のことだ。2022 年の診療報酬改定で、診療録管理体制加算の施設基準の届け出事項の一つに標準規格 HL7FHIR が加えられた。

　HL7FHIR とはもともと医療機関間の医療情報の交換・共有の規格であった SS-MIX（Standardized Structured Medical Information eXchange）　の発展形で Web ブラウザやモバイル端末など機器や OS を選ばず容易にデータ交換をできるようになる仕組みとなっている。

　このためにはまず HL7FHIR 準拠の電子カルテの普及が必要だ。しかし肝心の電子カルテの普及は遅々として進んでいない。2020 年現在で一般病院 57.2％、診療所 49.9％である。これを医療 DX 提言では 2026 年までに 80％、2030 年までに 100％を目指すこととしている。そして標準化さ

れた電子カルテの普及には一般診療所や非 DPC 病院向けに低廉で安全な HL7FHIR に準拠したクラウド電子カルテの開発と普及が必要だと述べている。このためには補助金などの施策を必要としている。

　さて医療 DX 提言では、こうした HL7FHIR に準拠した電子カルテの普及により、検査情報を含む診療情報提供書、キー画像を含む退院時サマリー、健診結果報告書など前述した３文書６情報の全国医療情報プラットフォームへの搭載をはかり、順次、その情報を拡大していくことを提言している。そして情報の拡大にあたっては患者や医療機関が認識・共有すべき医療需要のある情報と、創薬・医療機器開発・ゲノム医療や行政での統計利用のために利活用する二つの方向から検討を進めるべきだとしている。

　またその際留意すべき点としては、患者が閲覧権限を設定する機能や、患者自身が閲覧者を確認できる機能を実装することを提言している。

4　診療報酬改定 DX

　第三の柱の「診療報酬改定 DX」について見ていこう。医療機関では２年に一度の診療報酬改定に対応のため、そのシステム更新に、多大の費用とシステムエンジニア（SE）の人員の動員を行っている。改定年の３月に内容が確定し、４月から現場での運用を始めるには、改定内容を SE が読み込み、レセプトコンピューターに報酬計算ソフトとして落とし込む作業を急ピッチで行う必要がある。診療報酬の項目は数万点にも及び、入院と外来の違いや、病棟種別の違い、さらには加算との組み合わせできわめて煩雑で膨大なシステム改修に追われることになる。

　今回の医療 DX 提言では、厚生労働省が通知文書ではなく、デジタル化された「共通算定モジュール」を作り、それをオープンソースとして公開することを提言している。共通算定モジュールは、厚生労働省、審査支払基金、ベンダーが協力してデジタル庁のサポートも得て作成するとしてい

る。こうしたモジュールが公開されれば、医療機関は診療報酬改定にあたっては当該モジュールの導入だけで作業がすみ、個々のベンダーの負担は大きく軽減されるだろう。さらに共通算定モジュール化により、複雑かつ曖昧さを残す現行診療報酬の文章による取り決めを廃して、疑義解釈を要することのないシンプルなものに変えることができ、診療報酬体系の簡素化にも貢献できるだろう。

さらに医療DX提言では、診療報酬改定の4月施行日を後ろ倒しにし、3月の作業集中月を解消することも提言している。こうした診療報酬改定DXにより医療保険制度全体の運営コスト削減や保険者負担の軽減につなげることを提言している。

さて以上の医療DX提言を実現できるかは、政府のガバナンスが最大のカギである。このために政府に総理を本部長とし、関係閣僚による医療DX推進本部の設置と、その事務局を内閣官房に置くこととなった。そして厚生労働省事務次官、医務技監を配置し、幹事役を厚生労働省医薬産業振興・医療情報審議官が務める、これを当該審議官で支える組織体制を図る。なお2022年時点で厚生労働省医薬産業振興・医療情報審議官には城克文元経済課長が起用された。

さて以上の医療DX提言を振り返ってみた。この実現までには多くの課題が山積している。まず2030年までの電子カルテ普及率100%が最大の課題だ。さらに医療DX提言にもあるようにその普及のための補助金や診療報酬によるインセンティブも必要だ。

わが国の医療DXは、欧米に20〜30年遅れたといわれる。医療DX推進本部のガバナンスに期待したい。

参考文献

自由民主党政務調査会「医療DX令和ビジョン2030」 2022年5月17日
厚生労働省「健康・医療・介護情報利活用検討会医療情報ネットワークの

基盤に関するワーキンググループ」資料（2022 年 5 月 16 日）

4　電子カルテの標準化

　2022 年 10 月に「医療 DX 推進本部」がスタートした。医療 DX 推進本部の三つの柱は「全国医療情報プラットフォームの創設」、「電子カルテ情報の標準化」、「診療報酬改定 DX」である。

　本項では、この中の「電子カルテ情報の標準化」について見ていこう。電子カルテ情報の標準化は医療 DX においては重要課題である。医療情報の標準化、今後の電子カルテ情報交換規格の標準化、電子カルテ情報の内容の標準化などを見ていこう。

1　医療情報の標準化

　さて医療情報の標準化について見ていこう。医療情報システム開発センターの山本隆一氏によれば、医療情報の標準化には大きくわけて三つの領域があるという。一つ目の領域はオントロジーとターミノロジーである。オントロジーは概念表現の標準化、ターミノロジーは語句の標準化である。ターミノロジーには語句そのものの 標準化と語句を IT 基盤で扱うためのコーディング・ルールが含まれる。オントロジーやターミノロジーには、国際疾患分類における ICD-11 のようなオントロジーを意識した疾病分類などがある。またターミノロジーにはわが国の「標準病名マスター」や、医薬品、臨床検査、手術・処置、看護用語などの多くのターミノロジーのマスターが開発されている。また医用画像系は DICOM と呼ばれる規格が、国際的なデファクト・スタンダードになっていて、わが国でも直接この規格を採用している製品が大部分を占めている。

　二つ目の領域は情報交換規格、あるいはシステム間で交換される伝送情報の形式の構造および内容を定義した「メッセージ規格」ともいうべきもので、前述したHL7FHIRが主流である。メッセージ規格は医療情報システムベンダーの協会である保健医療福祉情報システム工業会（JAHIS）が主に開発保守を行っており、HL7ベースでわが国の事情に適合されたメッセージ規格を作成している。

　三つ目の領域は情報基盤で、セキュリティやシステム間での結合仕様が含まれる。たとえば伝送情報形式単位であるインフラのセキュリティーでは、PKI（Public Key Infrastructure：公開鍵暗号基盤）の医療応用について ISO規格をベースに厚生労働省がポリシーを作成し、JAHISが運用ルールを策定している。またシステム結合は国際的には国際プロジェクトである IHE（Integrating the Healthcare Enterprise）が開発していて、わが国への適合は日本IHE協会が行っている。

　さてこのように医療情報の標準規格はさまざまな主体が開発保守を行っている。一方でまったく異なる標準がたくさんできても困るので、標準の品質を十分見極めたうえで公認する仕組みがわが国では二つ存在する。一つは民間の医療情報標準化推進協議会（HELICS協議会）で、主に標準の開発保守に携わる団体が会員である。この協議会で、品質、保守体制、必要性などを審査し、適合と認められたものは「医療情報標準化指針」と認定される。もう一つは「厚生労働省標準規格」で、HELICS協議会で医療情報標準化指針となった規格を厚生労働省医療情報標準専門家会議で審査し、適切と認められたものを厚生労働省標準規格に指定するものだ。

2　電子カルテと医療情報の標準化

　医事コン、レセコンの早期導入で医療情報の電子化に成功を収めた日本であった。しかし第1章で述べたように逆にそれが医療情報の標準化の出

遅れの原因ともなった。これに対して諸外国では 1990 年代から診療情報の利活用の高度化を目的に医療情報システムの革新の気運が起きる。たとえば米国の団体である HL7（Health Level Seven）協会が医療情報の標準化活動を開始したのは 1987 年である。HL7 協会とは、患者情報、検査オーダー、検査報告などの臨床情報や管理情報を、異なるシステム間でもやり取りができるように取り決めた国際的な標準規格（プロトコール）を定める協会のことである。

　そして 2012 年、HL7 協会が HL7FHIR という規格を公開する。HL7FHIR は医療情報交換のための新しい標準仕様（規格）で、Web 技術を採用し、実装面を重視しているため、実装者にわかりやすい仕様で比較的短期間でのサービス立ち上げが可能という特徴がある。さらに既存形式の蓄積データから必要なデータのみ抽出・利用が可能なため、個々の電子カルテシステムのデータ格納方式にとらわれず、相互運用性を確保できるという利点がある。

　この結果、米国では HL7FHIR は米国保健福祉省の CMS（Center for Medicare & Medicaid Services）の情報システムにおいて採用され、実装ガイド等の展開を図っている。英国でも同様で、国営医療サービスでは実装が義務化されていて、実装ガイド等の整備も行われている。

　わが国でも HL7 協会に参加し、国際的なハーモナイゼーションを前提とした医療情報標準化の取り組みも始まった。しかし HL7FHIR については具体的なアクションに遅れを生じたことは否めない。

3　電子カルテ情報の標準化とオンライン資格確認制度への搭載

　次に医療機関間で電子カルテ情報の共有化を行うにはオンライン資格確認等システムのインフラを活用する方法の検討が進んでいる。ではどのような電子カルテ情報を抽出するのだろうか？これは 2019 年の「保健医療

情報を全国の医療機関等で確認できる仕組み」事業で行われた5,400の医療機関 Web アンケート調査で、最低限必要な医療情報項目として、以下の項目が挙げられた。ニーズの高い情報項目としては、薬剤情報、傷病名、退院時サマリー、診療情報提供書などであった。こうしたことより、共有すべき電子カルテ情報は、まずは「3文書（診療情報提供書・退院時サマリー・健診結果報告書）と6情報（傷病名・アレルギー・感染症・薬剤禁忌・検査（救急、生活習慣病）・処方）」となった。まずこうした診療のために不可欠な情報について標準化仕様を定め、そして共有をスタートし、徐々に対象を拡大していくことになるだろう。

　しかしこうした3文書6情報を電子カルテから抽出し、「オンライン資格確認等システム」のインフラを活用し、全国の医療機関で共有していくことになると、「運営主体は誰（どの組織）が担うのか」「費用は誰が負担するのか」という問題が浮上する。

　レセプト情報は「診療報酬の請求・支払い」に直結すること、またオンライン資格確認等システムの本来目的は「患者の医療保険加入情報を確認する」ものであることから、現在、オンライン資格確認等システムは審査支払機関である社会保険診療報酬支払基金、国民健康保険中央会（国保連の中央組織）が運用し、費用は審査支払機関と保険者が負担している。

　しかし電子カルテ情報は、レセプトのように「診療報酬の請求・支払いに結びつく」ものではないため、今と同じように「審査支払機関が運用し、費用は審査支払機関と保険者が負担する」とすることには異論もある。

　この点、厚生労働省医政局研究開発振興課医療情報技術推進室の田中彰子室長は「電子カルテ情報を全国の医療機関で共有する「電子カルテ情報交換サービス（仮称)」について、運営主体をどこにし、だれが費用を負担するのか、さらに電子カルテ情報を蓄積していくべきなのか、あるいは標準化のみにとどめるべきなのか、などを今後検討していかなければなら

ない」としている。その際には電子カルテ情報の共有で、誰がどういった
メリットを受けられるのか明確にすることが求められる。こうした検討を
行っていくために、今後、ワーキングのメンバーを拡充するとも述べてい
る。

4　地域医療情報ネットワークとの関係

　ところで、電子カルテ情報の共有は「地域医療情報ネットワーク」とも
関係する。現在、全国には 200 か所ほど地域医療情報ネットワークが稼働
している。こうした地域医療情報ネットワークではネットワークに参加す
る医療機関の電子カルテ情報も閲覧が可能だ。2022 年 5 月の医療情報ネッ
トワーク基盤ワーキングでは、こうした現行の「地域医療情報ネットワー
クにおける電子カルテ情報共有」と、今後の「全国の医療機関での電子カ
ルテ情報共有」との関係についても議論された。

　現行の地域医療情報ネットワークにおける電子カルテ情報共有は SS-
MIX2 という厚生労働省標準規格に沿って行われている。SS-MIX
（Standardized Structured Medical record Information eXchange）とは、
その中核部分である「標準化ストレージ」にデータを格納する。情報は
CD や DVD などの可搬メディアを介して共有する。そして閲覧者（人）
が見やすい形で情報管理をしているなどの特徴がある。なお「SS-MIX2」
におけるストレージは「標準化ストレージ」に加えて Word や PDF など
標準化されていない情報を格納する「拡張ストレージ」から成り、「SS-
MIX2 ストレージ」と呼ばれている。

　一方、今後、構築する全国医療機関での電子カルテ情報共有は、前述の
ように HL7 FHIR という厚生労働省規格に沿って行う方針が固められて
いる。HL7FHIR ではセキュアなオンライン環境で情報管理を行い、直
接、情報の送受信ができるようになる（図表 2-5）。

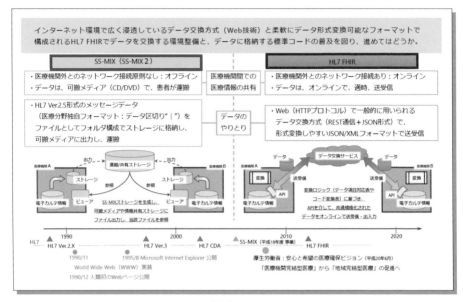

図表 2-5
厚生労働省「健康・医療・介護情報利活用検討会医療情報ネットワークの基盤に関するワーキンググループ」資料（2022 年 5 月 16 日）

　この両者は排他的なものではなく「相互補完しあうもの」と考えられる。すでに濃密な情報連携をしている地域医療情報ネットワークにおいても、上記の 3 文書 6 情報については、これまで以上に「情報共有しやすくなる」ことから、両者を活用して「医療の質を向上させていく」ことが可能になるだろう。

　なお、ワーキングではさらに進んで「介護に関するデータについても共有すべき」との指摘も出ている。医療と介護情報の連携が大きなテーマだ。しかし介護情報においても、データの交換形式の標準化が進んでおらず、ICT ベンダーの異なるケアマネジャーの事務所と介護事業所の間では依然としてファックスで情報のやり取りが行われている。医療と介護の

情報連携については次のステップのテーマと言える。

　以上、医療 DX 推進本部の創設と、電子カルテの標準化を振り返って見た。わが国の医療 DX は、欧米に 20 〜 30 年遅れたといわれる。医療 DX 推進本部の今後の活躍に期待したい。

参考文献

厚生労働省「健康・医療・介護情報利活用検討会医療情報ネットワークの基盤に関するワーキンググループ」資料（2022 年 5 月 16 日）

 # 5　地域医療情報ネットワーク

　前項でも紹介した地域医療情報ネットワークとは、地域の病院や診療所、薬局、介護施設が患者の電子データを共有する仕組みのことだ。複数の施設が連携することで、過剰な診療や不要な投薬を防げると期待されている。海外では地域医療情報ネットワークを介した情報共有システムの導入により、重複画像検査が 1 割ほど減少したとの研究報告もある。本項では、こうした地域医療情報ネットワークを振り返ってみよう。

1　地域医療情報ネットワークの歴史

　さて、地域医療情報ネットワークは医療機関の情報共有技術の進歩とともに 2001 年ごろから各地で始まる。とくに当時の通産省の「ネットワーク化推進事業」の補助金を得て、香川県の K-MIX や医療ネット島根、千葉県の東金ネット、山形県の NET4U などが始まった。しかし 2001 年から 2005 年の小泉政権の医療費抑制策の影響で、2004 年ごろより地域医療の崩壊が顕著になる。特に地方の公的病院において産科、小児科の閉科や病院自体の閉院、救急医療の破綻などが相次ぐ。こうした地域医療を再生

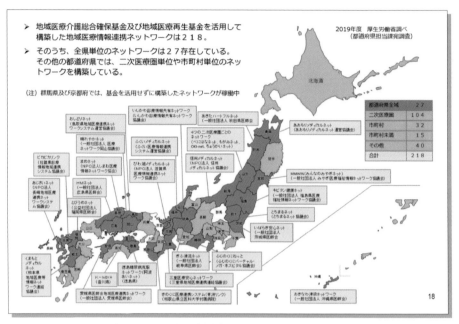

図表 2-6　地域医療情報連携ネットワークの現状

するため「病院完結型医療から地域完結型医療」が叫ばれる。このような事態を背景に地域で医療情報を共有するシステムとしての地域医療情報ネットワークシステムに関心が高まる。

　また 2009 年には国家 IT 戦略「i-Japan 戦略」において医療分野の IT 目標として「地域医療の再生」と「日本版 EHR の構築」が打ち出される。こうして 2012 年からは都道府県の地域医療再生基金によって、地域医療情報ネットワークが急速に全国展開する。また 2011 年東日本大震災による被災地医療の支援もこれを後押しする。こうした地域医療情報ネットワークは 2001 年から 2010 年ごろまでは全国 50 か所程度であったものが、2012 年以降急速に増え、厚生労働省の調べでは、全県レベルの大規

模なもの、二次医療圏レベル、市町村レベルなど大小とりまぜて 2019 年現在、218 か所までに増加する（図表 2-6）。

2　地域医療情報ネットワークの事例

こうした全国の地域医療情報ネットワークの中でも香川県、長崎県、山形県の事例を見ていこう。

① かがわ遠隔医療ネットワーク（K-MIX）

香川県では 2003 年度に香川県と香川県医師会、香川大学医学部が運用する遠隔画像診断の支援を主体とした「かがわ遠隔医療ネットワーク（K-MIX）が稼働した。同ネットワークは香川県の一般財源で実現したもので、全県的な取り組みとしては全国でも初めての取り組みだった。K-MIX では、従来の遠隔医療システムで一般的であった医療機関から医療機関へという画像や診療情報の伝送形態をとらず、医療機関外部のデータセンター（四国電力の関連会社、STNet）にサーバを設置し、依頼側からセンターサーバに送られた画像や診療情報を、支援側が見に行くという方式を採用した。

K-MIX の基本的な機能は、CT や MRI 画像の返信（報告）、患者紹介、検査依頼、クリティカルパス連携機能があり、情報の形式はすべて DICOM や HL7 の標準形式に基づいている。そのため、データーセンターに蓄積されたデータは、各病院の基幹電子カルテとネットワーク上で直接接続することが容易で、他地域で運用される地域医連携システムとの相互接続、運用も可能である。K-MIX は、スタート時点から、計画的、段階的に機能を強化し、DICOM、JPEG 形式に加え、動画や音声情報、MFER などの医用波形標準化記述規約による心電図、脳波などの波形情報に関する標準形式を採用し、あらゆる形式のファイルを伝送可能とした。また扱う疾患に関しても、脳卒中および糖尿病地域連携クリティカル

パスの機能が実装、強化されている。参加施設数は2013年当時で、120施設（県外の約10施設含む）になり、全国から注目された地域医療情報ネットワークとなった。

② 長崎のあじさいネット

香川県のK-MIXと並んで2004年から稼働している地域医療情報ネットワークとして、長崎県のあじさいネットがある。あじさいネットは特定非営利活動法人長崎地域医療連携ネットワークシステム協議会が運営する、医療機関同士で診療情報の相互参照が可能な国内最大規模の地域医療ネットワークだ。2021年1月現在で長崎県をはじめ佐賀県、福岡県から約340の医療機関が参加し、11万人以上の患者が登録している。

あじさいネットがこのように広域のネットワークを可能にした理由の一つが、民間ITベンダーが提供する分散型の地域医療情報システム（NECのID-Linkや富士通のHumanBridgeなど）にある。そしてさらにそれらの異なるベンダー間の相互連携を実現したマルチベンダーネットワークにある。これらの民間ITベンダーのデータセンターでは各病院の患者ID間の交換票に基づいて、患者情報の紹介があるごとに、複数の病院の連携サーバーから採取した患者情報を仮想的にまとめて共有するストレージから呼び出すことができる。こうした異なるベンダー間の相互連携を可能にしたのも、それぞれの医療機関や臨床検査センターの患者データや検査データがSS-MIX標準化ストレージに蓄積しているからだ。

また、あじさいネットでは地域ニーズを的確にとらえ、システム開発経費を抑え、医療機関の会費を安価に押さえてその普及に成功した。あじさいネットでは多くの病院・診療所を巻き込み、在宅医療における情報の交換も行っている。

③ 山形県医療情報ネットワーク広域連携

2019年から山形県医療情報ネットワークでは県内の以下の四つの二次

医療圏の地域医療情報ネットワークの相互連携をスタートさせた。村山地域（べにばなネット）、最上地域（もがみネット）、置賜地域（OKI-net）、庄内地域（ちょうかいネット）。2020 年 3 月時点で、山形県医療情報ネットワークは、情報開示施設 29 施設、参加施設 420、登録患者実数 10 万人で全県人口の 10%をカバーしている。

　各地域の医療情報連携基盤には ID-Link が導入され、一部に HumanBridge が導入されている。庄内地域のちょうかいネットには日本海総合病院が加わり、ちょうかいネット参加施設を中心に地域医療連携推進法人を形成し、その医薬品情報提供システムを通じて医師会、歯科医師会、薬剤師会が連携し、推奨医薬品リストである地域フォーミュラリーを作成していることでも知られている。

　さてこうした地域医療情報ネットワークの効果を調査した、2018 年の厚生労働省調査によると、地域医療情報ネットワークの具体的な効果としては「患者サービスが向上した」が 120 件と最も多く、次いで「医療機関のネットワーク化が進んだ」110 件、「患者紹介の円滑化が進んだ」が 110 件であった（調査数 181 件、複数回答あり）。

3　地域医療情報ネットワークの盛衰

　厚生労働省がこうした地域医療情報ネットワークのデータ交換に必要な、HL7 の医療情報交換規格に乗り出すのは、2006 年の「厚生労働省電子的診療情報交換推進事業」（SS-MIX：Standardized Structured Medical Information eXchange）からである。SS-MIX はさまざまなシステムから発信される情報を蓄積するとともに標準的な診療情報を編集できる「標準化ストレージ」という概念のもとに構築されている。現在検討中の HL7FHIR もこの SS-MIX の発展形ともいえる。

　わが国ではこの SS-MIX を用いた地域医療情報ネットワークが、先述し

たように 2011 年ころより地域医療再生基金の補助対象ともなったことで急速に増加する。それまで全国に 50 か所あまりしかなかった病院や診療所間で医療情報を共有する仕組みである地域医療情報ネットワークが、この地域医療再生基金のおかげで 2011 年から 2015 年の間に一挙に 200 か所以上に広がる。こうした地域医療情報ネットワークには IT ベンダーとしては前述した富士通の HumanBridge や NEC の ID-Link などが貢献した。

　しかしこのように全国展開した地域医療情報ネットワークでは、あじさいネットのような長続きしている地域医療情報システムがある一方、活動実績に乏しいもの、消えていったものまで様々だ。

　2020 年に行われた厚生労働省の全国 218 の地域医療ネットワークの調査によれば、地域医療連携ネットワーク中で医療情報をネットワーク内で情報開示している医療機関数がたった一つしかないネットワークが 59（27%）、ネットワークにアクセスした医療機関数が一か所しかないネットワークが 20（9%）、会費等自主財源がないネットワークが 79（36%）もあった。一方、情報開示をしてそれを共有している医療機関数が 100 以上の大規模ネットワークは 8 ネットワークであった。最大は愛知県の NU-Med ライフケアエコシステムで 1,445 の開示医療機関を有している。またアクセス医療機関数が 100 以上のネットワークは 5 ネットワークであった。

　また地域医療情報ネットワークの初期経費、運用経費を調査した日本医師会総合政策研究機構の 2018 年の調査によると、システムの初期費用は平均 1 億 7 千万円。維持管理費は年 960 万円だった。こうした初期費用については先述の東日本大震災における復興資金や地域医療再生資金などで賄われている。また維持管理費は会費等で賄われている。しかし、これまでにネットワークを立ち上げてもこうした維持管理費やシステムの更新費用を調達できず、運営停止になっているネットワークも実は数多い。調査によれば、2012 年度 154 か所あったネットワークシステムから継続が確

認されたのは 91 か所で、40％にあたる 63 か所が消失していた。2012 年度のシステム構築費の平均は 1.24 億円、粗い計算だが、63 か所の構築費合計 78.5 億円を投じたネットワークシステムが消滅した。消滅した理由は補助金が続かないためにシステム更新ができなかったという理由が多い。

　もちろん現在運用中のネットワークも先述の調査でみるように数多い。たとえば全県レベルで運用中のネットワークは 26 県にあり、なかでも 2004 年から最長の運用を行っている前述の長崎県のあじさいネットワークのような例もある。

4　地域医療情報ネットワークと全国医療情報プラットフォームとの関係は？

　さてこのように日本では地域ごとの地域医療情報ネットワークの構築が全国医療情報プラットフォームに先行して進んできた。地域医療情報連携ネットワークは 2011 年ごろから地域医療再生基金による補助金のおかげもあって、次々とスタートする。このときに用いられた医療情報交換規格が前出の SS-MIX で、2006 年の「厚生労働省電子的診療情報交換推進事業」で推奨された。SS-MIX はさまざまなシステムから発信される情報を蓄積するとともに標準的な診療情報を編集できる「標準化ストレージ」という概念のもとに構築されている。

　こうした地域医療情報ネットワークの利点は、ネットワークに参加している病院の電子カルテ情報、検査情報、薬剤情報、画像情報などを地域でリアルタイムに共有できることである。とくに現在オンライン資格確認等システムを基盤に進んでいる全国医療情報プラットフォームによる情報は支払基金、国保中央会の中央サーバに保管されているレセプト情報、特定健診情報である。とくにレセプト情報は審査支払が完了した時点での情報で、アクセス時点でのリアルタイム情報ではない。またその情報も限定さ

れている。その点、地域医療情報ネットワークはリアルタイムの詳細な電子カルテ情報、検査情報、薬剤情報、画像情報等を得ることができる。この点がオンライン資格確認制度に基づく全国医療情報プラットフォームとの違いである。

　しかし欠点は地域医療情報ネットワークでは全国の医療機関をカバーしてはいないことだ。現在は全県で普及しているのは27県で、利用者の登録割合も限られている。この点全国医療情報プラットフォームはレセプト情報がもとになっているので、一回でも医療機関を受診した患者のデータはすべて得られる。ただその情報量は限られている。今後、電子カルテから3文書6情報のようにデータを抽出して掲載したとしても、電子カルテの普及が医療機関の半数程度の現状では、この情報量も限られている。

　また、地域医療情報ネットワークには各地域ごとに運用組織や運用のための資金が必要なことだ。情報システムの新設やその更新にも費用が掛かる。こうした金銭面の負担は補助金や医療機関の会費で賄っている。こうした資金面の問題がある。同じことは全国版EHRについても言えるが、こちらは支払金、国保連合会などを基盤としているので、保険者の保険料を通じた支援も可能だ。

　図表2-7に全国医療情報プラットフォームと地域医療情報ネットワークとの比較を示した。

　さて、こうした既存の地域医療情報ネットワークと新たな全国医療情報プラットフォームの関係はどうなるのだろう。前章で述べた自民党の「医療DX令和ビジョン2030提言」では、全国版EHRである全国医療情報プラットフォームが普及するまでは、地域医療情報ネットワークは引き続き機能し併存させるとしている。もちろん、こうした地域医療情報ネットワークが補助金や会費などの運用上の課題を克服し、また全国医療機関での電子カルテ情報共有の対象情報が拡大していけば、将来的には現存の地

	全国医療情報プラットフォーム	地域医療情報ネットワーク
運営主体と情報の カバーする範囲	全国をカバーするオンライン資格確認制度（支払基金、国保連） 全国の情報をカバー	各地域医療情報ネットワークの218か所の運営主体 地域の情報をカバー
費用	未定	補助金、医療機関の会費
情報共有の仕組み	HL7FHIR	SS-MIX
情報共有内容	レセプト・特定健診情報 電子処方箋情報、電子カルテの3文書6情報、キー画像	詳細な電子カルテ情報、処方情報、検査情報、画像情報など

図表 2-7

厚生労働省の資料をもとに著者作成

域医療連携ネットワークと全国版 EHR との融合という姿も見えてくるかもしれない。日本医師会常任理事の長島公之氏は、全国の医療機関における電子カルテ情報の共有について、「地域医療連携ネットワークの融合を見据えた制度設計を検討すべき」と主張している。

　以上、既存の地域医療情報連携ネットワークについて見てきた。今後、地域医療情報ネットワークの行方と、全国版 EHR との関係に注目したい。

参考文献

厚生労働省　第7回 データヘルス改革推進本部 資料（2020年7月30日）

厚生労働省　第123回社会保障審議会医療保険部会資料（2019年12月25日）

厚生労働省　健康・医療・介護情報の利活用に関する検討会資料（2020年11月9日）

6 諸外国の医療情報システムの動向

　わが国の医療情報システムついて前項で見てきた。ここではわが国より先を行く先進各国の電子カルテや医療情報の連携基盤と二次利活用の現状について見ていこう。厚生労働省は2019年に「諸外国における医療情報の標準化動向調査」をボストンコンサルティンググループに委託して行っている。この章ではこの報告書を中心に見ていこう。

1　電子カルテ情報の利活用

　すでに先進諸国では2000年ころから健康情報や電子カルテ等の情報を集め、一定の形式で要約し、継続的に蓄積し、全国的な規模の情報ネットワークを通じて活用できるようにしたEHR（エレクトロニクス・ヘルス・レコード）が構築され、活用が進んでいる。

　活用方法として健康医療情報の1次利活用、2次利活用に分けられる。1次利活用として救急受診時の患者情報閲覧や、医療機関間の情報連携への活用など医療の効率化、また重複検査や重複処方、薬剤相互作用の防止などの医療安全への貢献があげられる。2次利活用としては、医療のアウトカムやコスト分析を行い、医療の質の評価などの医療機関の第三者評価への応用や、アウトカム情報からの診療成果への支払い方式（Pay for

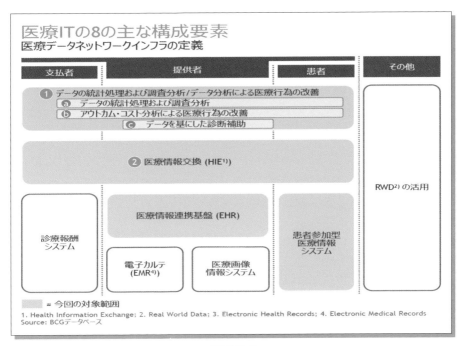

図表 2-8

ボストンコンサルティング　諸外国における医療情報の標準化動向調査

2019 年 3 月 19 日

Performance:P4P）への応用、コスト分析による政策立案など多岐にわ
たっている。

　各論に入る前に医療 IT を構成する要素を図表 2-8 で押さえておこう。
この医療 IT を構成する要素は各国とも共通している。図表 2-8 では横軸
に支払者、提供者、患者、その他よりなる。縦軸の上層はデータの 2 次利
用の階層である。ここでは、データの統計処理及び調査分析・データ分析
による医療行為の改善につなげる層である。おもにアウトカム評価のため
の情報処理の円滑化や、アウトカム及びコストを重視して、患者ケアプロ

セスを改善したり、最適化する。またデータを基にした診断補助も行う。

　上層の2次利活用を支えるのが下層の医療情報交換（HIE：Health Information Exchange）や医療情報連携基盤（EHR）である。電子カルテや医療画像情報システムの抽出データを蓄える医療情報連携基盤（EHR）と、診療報酬システムや患者参加型医療情報システムなどを接続し統合する医療情報交換（HIE）からなる。そしてその他としてすべてのデータを利活用するリアルワールド・データ（RWD：Real World Data）の活用の8要素から構成される。この基本構造を踏まえながら各国が進めるEHRや電子カルテの状況を見ていこう。

2　米国

（1）米国の医療情報政策の歴史

　まず米国の医療情報政策に関する政策の歴史を振り返ってみよう。2004年、ブッシュ（子）政権のとき医療ITイニシアチブ（Health Information Technology Initisative）が、医療の質の向上、ミスの防止、医療コスト削減を目標にスタートした。この中で、医療IT全米調整官室（ONC：Office of the National Coordinator）が設置され、2005年に全米医療情報ネットワークも立ち上がる。

　2009年のオバマ政権のとき米国再生・再投資法（ARRA）の中で、HITECH法（Health Information Technology for Economic and Clinical Health Act）が成立した。同法は医療ITの推進と実証、インフラ等に対する補助金と融資提供、プライバシー保護の取り組みを主な目的とした法律である。HITECH法では電子カルテの全米的な普及とEHRの有効活用をめざすMeanigful Useが始まった。Meaningful Useはステージ1から3まであり、各段階の対象期間で要件を満たすことが義務付けられている。ステージ1（2011年〜2012年）では、主にデータ取得に関する要件、

ステージ 2（2014 〜 2017 年）では、臨床プロセスの応用に関する要件、そしてステージ 3（2018 年〜）ではアウトカムの改善に関する要件が設定されている。そしてこれらのステージに応じて医療機関側に報酬インセンティブが与えられる。

　この Meaningful Use の要件を満たす電子カルテを医師、医療機関が導入することで、診療所は 4 〜 6 万ドル、病院は 200 〜 630 万ドルの総合のインセンティブを受け取ることができる。2016 年当時、インセンティブの総額は全米で 345 億ドルにも上ったという。しかし Meaningful Use の要件を満たさない場合には逆にペナルティが課せられる。

　また 2012 年からオバマ政権で始められた高度な医療 IT と全国横断型の医療情報活用である eHealth Exchange に対する支援を促す ACA 法（Affordable Care Act）や、2015 年に電子カルテ普及に対して、公的保険のメディケアからのインセンティブとペナルティの幅を拡大した。また電子カルテから情報提供を行ったときに診療報酬のインセンティブを与えた MACRA 法なども電子カルテの普及に貢献した。

　また PHR については、2010 年のオバマ政権のときには PHR であるブルーボタン計画がスタートする。これは最初退役軍人省と在郷軍人病院が管理する電子カルテ情報から、患者自身の健康情報や受診状況、医薬品などのデータを個人でダウンロードすることのできる仕組みとしてスタートした。このブルーボタンはトランプ政権にも引き継がれ、標準医療情報規格の HL7FHIR を実装して、在郷軍人病院グループからより広範な PHR システムへとブルーボタン 2.0 へと進化している。

（2）米国の電子カルテ普及の現状

　米国での電子カルテの普及状況はどうだろう？ 2018 年現状では、電子カルテの普及は病院では 85 〜 100％で、規模が大きな病院ほどその普及率が高い。また開業医では 8 割以上の普及を達成している。病院ではオバ

マ時代に始まった ACO（Accountable Care Organaization）という病院グループ化の流れの中で大病院で使われている電子カルテが、ACO により取り込まれた中小病院が大病院の電子カルテに切り替える傾向もあるという。

　現在、電子カルテ情報等を含む医療情報を集めているのは、セコイアプロジェクト（Sequoia project）という 2012 年に設立された NPO で、米国保健福祉省の IT 政策部門である医療 IT 全米調整官室（ONC）の影響下にある。先の図表 2-8 の電子カルテ情報などの 1 次利活用において医療情報交換を担うのがセコイアプロジェクトといえる。セコイアプロジェクトが医療情報交換に当たる eHealth Exchange と連携のための標準規格を展開している。また米国では電子カルテベンダーに対して ONC が定めたシステム設計の要件が提示されていて、これらの標準設計への準拠が法律によって規定されている。

　現在、米国には電子カルテを提供するベンダーは 1,000 社以上ある。こうしたベンダーに対して、ONC はシステム設計のミニマム要件を提示してその実装を促し、評価を行っている。評価項目としては、臨床プロセス、ケアコーディネーション、臨床質マネジメント、個人情報保護、患者参加、公衆衛生、健康 IT 設計と成績、電子的な情報交換などの項目である。また図表 2-8 の 2 次利活用を行うのは、米国の場合はメディケア・メディケイド・サービスセンター（CMS）である。

3　英国（イングランド）
（1）英国の医療情報システムの歴史
　英国の医療情報システム改革については、2002 年に労働党のブレア政権の下で始まった国営医療サービス（NHS）内の患者情報の統合を目指した国営医療 IT 計画（National Programme for IT in the NHS）がス

タートポイントである。

　1997 年ブレア政権が発足したとき、保健省は「健康のための情報（Information for Health　1998）」という白書を公表し、電子カルテによる医療関係機関間での情報共有の必要性を訴えた。そして 2000 年の国営医療（NHS）プランで、バリュー・フォー・マネーをベースとした医療サービスの供給拡大と、医療の質向上をその目標とした。そして 2002 年に保健省は「21 世紀の IT サポート供給」というレポートで、電子処方せん、電子予約、簡易電子カルテとそれらを支えるネットワークインフラの整備を行うこととした。そして 2004 年には開業医への統一した簡易電子カルテの配布と、一般医、病院などの 1 万 9 千か所を接続し、画像も伝送できるブロードバンド VPN ネットワーク、「スパイン（Spine）」を構築し、イングランドの 5,000 万人の医療情報基盤（EHR）を構築した。スパインでは電子カルテとの接続システム、予約システム、電子処方せんサービスも合わせてスタートさせた。

　しかし残念なことに同プログラムはスパインなどの成果は上げたものの、2011 年の保守党のキャメロン政権への政権交代の際に解体される。理由は当初計画の 2 年間の経費 23 億ポンドが、10 年間で 124 億ポンドにまで肥大化し、また相次ぐ仕様変更で当初計画が大幅に遅延したことによる。また統一的な詳細な電子カルテの配布というブレア政権のトップダウン的な意思決定への開業医の反発や、開発業者間でのコミュニケーション不足による開発業者の開発からの離脱などもあげられた。このためスパイン、簡易電子カルテ、ＮＨＳメール、電子予約システム、二次利用システム、画像データシステムなどについては、そのまま維持することになったが、当初の目的であった全国の統一された詳細版電子カルテは提供できないとした。そして各地域にシステムを選択することを許し、ＮＨＳプロジェクトから中小企業を締め出すのではなく、地元のサプライヤーと協力

することが必要であるとした。また2014年にはスパインをオープンソースプラットフォームに変更し、そして2016年からNHS Digitalに名称変更を行った。

(2) 英国の医療情報システムと電子カルテの現状

　現在、英国では、NHS Digitalが管理・運用するスパイン（Spine）が国レベルでの医療情報連携の標準規格基盤であるとして機能している。スパインが提供するサービスとしては、簡易版の電子カルテ記録（Summary Care Records）、電子処方サービス、オンライン紹介状、診療所間連携メッセンジャー機能などである。スパインは医療従事者間での情報連携を司る医療情報交換基盤で、簡易版の電子カルテ記録も含んでいる。

　前述したように当初は全国統一版の詳細な電子カルテ導入を試みたがユーザーの反発で計画はとん挫した。このため現在は、特定の情報項目に絞り、かつオプトアウト方式の導入を通じて、反発を招かない範囲での電子カルテの医療情報の共有・蓄積を実現している。

　簡易版の電子カルテの標準化においては、NHS Digital作成のガイドラインがあり、法的拘束力はないものの、電子カルテへの情報共有が医療機関に対して義務化される中、ベンダーも情報連携を担保する上で、ガイドラインへの準拠を求められている。

　電子カルテ（簡易版）の普及率は1990年代に政府による資金提供があり開業医への普及率は現在99％で、病院でも政府主導のインセンティブにより99％、また開業医のスパインへの接続率も処方プロセスが効率化されることにより接続率が95％以上に達している。病院ではスパインへの接続が義務づけられているので95％以上の接続率を有している。

4　スウェーデン

　スウェーデンでは、医療サービスを英国と同様、財源を租税に求める租

税方式の国である。スウェーデンの保健医療を担うのは、国（社会保健省）、県に相当するランスティング、そして基礎自治体に相当するコミューンである。全国に 18 のランスティングと、290 のコミューンがある。コミューンではプライマリケアレベルの医療が全国 1,000 以上の診療所によって担われている。診療所の 7 割は公的診療所である。入院レベルの医療はランスティングの全国 70 の病院が担っている。このため医療は各ランスティングごとに、医療サービスを管理・運営する体制が整備されている。 ランスティングでは住民所得税を財源として地域内の医療サービス提供を行っている。

　スウェーデンでは 2006 年に政府の eHealth 戦略が設定された。中でも戦略の中核を担うのが、the National Patient Summary（NPÖ）と呼ばれる EHR である。認定を受けた医療受持者が患者の同意のもとこのシステムにアクセスし患者情報を得ることができる。NPÖ の標準化の方針策定は政府が担いつつ、NPÖ の運営・維持自体は、スウェーデンの全地方自治体を代表する連合組織（SALAR）の出資を受けた Inera が主導している。

　電子カルテの普及率は、病院、診療所ともに 90% 以上と整備されている。そして NPÖ への接続率も、一部の地方部を除き、約 95% 以上と高い水準を担保している。電子カルテの導入自体は 1990 年代においてすでに 90% に到達している。また NPÖ への接続度合いに応じた補助金制度や電子カルテの認定要件へのその接続のシステム組み入れにより、高い接続率を達成している。なお、少なくとも現時点において、NPÖ の構造上、データ 2 次利用のための基盤を備えていない。一方、スウェーデンでは NPÖ 外でのデータ収集・2 次利用が進行中である。医療機関から情報を収集した National Quality Register がデータベースとして存在する。学会、病院等が上記データベースを疫病分野ごとに管理しており、研究向けに 匿名化してデータを提供している。

5 オランダ

オランダの EHR は EPD（Elektronische Patienten Dossier）と呼ばれ、患者情報プライバシーへの配慮もあって、個人のデータは医療機関に分散されたままで、中央に集積はしていない。AORTA（「動脈」の意味）と呼ばれる医療情報ネットワークにはナショナルチェックポイント（LSP）というシステムがあり、患者情報の問い合わせに対して、患者の情報を保持している複数の医療機関を調べ、仮想的に 1 つにまとめた EPD を作成する。現在は、電子投薬記録と電子代診記録が EPD の内容として実現されている。電子代診記録は、オランダでの GP 不足を補う代診医のために、直近の診察情報を主治医と代診医が閲覧できるシステムである。最新の EHR の開発が急速に進んでいたオランダであるが、本年になって反動が起こりプライバシー議論からこれ以上の開発は停止されている。

6 オーストラリア

オーストラリアはアジア太平洋地域の中でも、ニュージーランドとならび 9 割以上の電子カルテの普及率を誇る。こうしたオーストラリアで 2016 年に連邦政府デジタルヘルス庁が新設された。そして 2017 年にはデジタルヘルス庁が提案したオーストラリア国家デジタルヘルス戦略（2018 年～ 2022 年）が議会承認を受ける。同戦略は以下の 7 つの優先活動領域をもつ。①いつでもどこでも必要な場合に利用できる保健医療情報である「マイヘルスレコード」、②安全に交換できる保健医療情報である「セキュア・メッセージング」、③相互運用性とデータ品質の担保、④処方せんと薬剤情報への安全性なアクセス、⑤デジタルによって可能となるアクセシビリティや品質、安全，効率を強化するケアモデル、⑥保健医療を提供するデジタルヘルス技術を利用する労働力、⑦世界レベルのイノベーション

を提供するデジタルヘルス産業の育成。

　とくにマイヘルスレコードは、患者本人が自らの生涯にわたる医療等の情報を経年的に把握できる仕組みで、デジタルヘルス庁が運用する PHR（パーソナル・ヘルス・レコード）である。2018 年現在、マイヘルスレコードの登録状況は、オーストラリア全土で 546 万人の国民と 1 万 600 の医療機関が登録している。医療機関の登録状況では、一般医が 6,000 件で最も多く、薬局が 1,400 件と続いている。デジタルヘルス庁はマイヘルスレコードの登録者数を増やすため、現行のオプトイン型モデルをオプトアウト型に移行する計画を掲げている。そしてマイヘルスレコードについては 2018 年までにオーストラリア全国民がマイヘルスレコードを保有することを目標とした。

　またデジタルヘルス庁はマイヘルスレコードの普及とともに、研究評価プログラム、デジタルヘルス・サイバーセキュリティセンター、デジタルヘルス開発者プログラムを立ち上げている。デジタルヘルス開発者プログラムではオーストラリア・デジタルヘルス庁開発者センターの Web を立ち上げ、マイヘルスレコードと連携するソフトウェア開発に必要なリソースやドキュメント類の公開を行っている。

7　シンガポール

　シンガポールでは、「1 人の患者に 1 つのカルテ」の理念のもとに 2011 年に EHR システムである National Electronic Health Record（NEHR）を立ち上げた。NEHR では、病院や診療所、臨床検査機関、介護施設などあらゆる医療関連機関が保有する患者の情報を 1 か所に集約し全体で共有することで、医療の効率化を図り、患者に対してより質の高い医療を提供することを目的とする。NEHR に集約される患者情報は以下である。患者氏名、年齢性別、診察履歴、入退院歴、臨床検査結果、放射線検査結

果、処方歴、手術歴、アレルギーと薬物副作用、予防接種歴など。

　NEHRシステムの普及促進状況としては、国内病院の過半数を占める公立病院ではほぼ100%導入している。しかし私立病院や一般医には5〜10%にしか普及していない。このため補助金や電子カルテ未導入施設向けには簡易な電子カルテシステムを提供して、NEHRへの情報接続を促進しようとしている。また情報共有の段階的義務化を促し、2019年末から2020年末にかけ、次の3段階での医療情報の共有化と標準化を推進している。第1フェーズはすでに電子化が進んでいる臨床検査サービス、第2フェーズは急性期病院、コミュニティ病院サービス、第3フェーズでは、診療所その他である。公的病院の電子カルテの普及率はすでに80%以上と整備されつつある。一方、私立病院や診療所の電子カルテ普及率は5〜10%に留まる。

参考文献

ボストンコンサルティング　諸外国における医療情報の標準化動向調査
2019年3月19日

── コラム　電子カルテがやって来た ──

　筆者が紙カルテから電子カルテに乗り移ったのは 2010 年ころのことだ。それまで電子カルテに対しては手書きカルテより情報入力に手間がかかるし、率直に言って電子カルテには気おくれ感があった。しかし実際に電子カルテに移行してみると便利なことこの上ない。まず紙のカルテを探し回る必要がない。患者名の検索で院内のいつでもどこでも患者カルテを開けられる。患者のフォローも簡単だ。たとえば外来で入院をさせた患者のその後をフォローしたいときはすぐに患者検索で入院後の様子が手に取るようにわかる。さらに画像診断で過去画像との比較読影も簡単だ。心電図についても同じだ。また患者の他科受診の過去履歴や処方履歴をスクロールするだけで簡単に見ることができる。検査値データもグラフ化して見えるなど、いいことづくめだ。電子カルテに移る前の不安や懸念は一挙に吹き飛んだ。

　それに電子カルテではカルテ記載にも気を配るようになった。これまで紙のカルテでは自分だけの覚書程度の記載しかしなかったが、電子カルテになったとたん、誰に見られても恥ずかしくないようにきちんと理路整然と記載するようになった。患者ごとの問題リストとＳＯＡＰ形式で記載するようになった。やはり院内の他の医師や多職種の目にさらされるということがカルテ記載にもいい影響を与えている。逆に、ほかの医者の要領を得ない読みにくい電子カルテ記載が気になるようになった。電子カルテでカルテ記載の質は確実に上がっただろう。

　ただ欠点もある。電子カルテ導入前には診察の次回予約や栄養指導の予約、CT や MRI の予約などは、診察室にいる看護師さんに「予約、お願い〜！」と言っていた。しかし電子カルテになったとたんに、予約業務も電子カルテで医師自らが行わなければならなくなった。

その時、思ったのはワンマンバスの運転手さんのことだ。昭和の時代の乗り合いバスには女性の車掌さんが乗っていて運転手さんの補助をしていた。それがワンマンバスになってからはすべての業務を運転手さんが行うようになった。電子カルテを使うようになってからは、ワンマンバスに乗るたびに一人でなんでもこなすバスの運転手さんの気持ちがわかるようになった。

第 3 章
規制改革会議と医療・介護 DX

　2019 年 10 月から 2021 年 7 月まで、筆者は内閣府の規制改革推進会議の医療介護ワーキンググループ（座長：大石佳能子メディヴァ社長、以下医療介護 WG）の専門委員を務めていた。規制改革会議は 1980 年代の中曽根内閣のころからはじまる。80 年代は主に経済的規制を議論していたが、90 年代からは社会的規制にテーマを移す。中でも医療分野の規制が大きな課題となる。規制改革会議はレセプト電子化やオンライン請求など医療の IT 化に大きく貢献した。その歴史のなかで、今回の新型コロナ感染拡大の波の中で、初診からのオンライン診療に大きく貢献する。医療介護 DX に貢献した規制改革推進会議の議論を追っていこう。

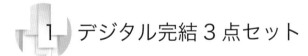
1 　デジタル完結 3 点セット

　医療介護 WG で 2021 年 3 月に取り上げられた「デジタル完結 3 点セット」と呼ばれる、「オンライン診療」、「電子処方せん」、「オンライン服薬指導」と、2021 年 10 月に取り上げられたプログラム医療機器である SaMD（Softwear as a Medical Devices、サムディ）を見ていこう。

1　デジタル完結 3 点セットとは
　デジタル完結 3 点セットとは図表 3-1 でみるように①オンライン診療、

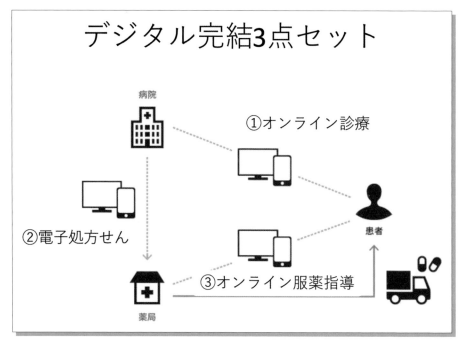

図表 3-1

②電子処方せん、③オンライン服薬指導の、診療、処方、服薬指導をオンラインで一連の診療行為のことだ。

コロナで始まった初診からのオンライン診療については2021年10月にその恒久化が決まり、オンライン服薬指導についても2021年12月に恒久化が決まった。そして電子処方せんについては2023年1月からスタートした。この経緯についてまず振り返ってみよう。

2　オンライン初診を突破した規制改革推進会議

オンライン診療については2020年4月、新型コロナの感染拡大の禍中に規制改革推進会議の特命タスクフォースが、これまで認められていな

かった「初診からのオンライン診療」を突破したことが大きな話題となった。

そもそもオンライン診療は、医師法 20 条の「対面診療の原則」により長らく認められてこなかった。しかし 1997 年の旧厚生省事務連絡により「遠隔診療はあくまで直接の対面診療を補完するものとして行うべきもの」として「離島、へき地、慢性疾患などの病状が安定している在宅患者など」をその対象として例示したのが始まりだ。

2018 年 3 月には厚生労働省は「オンライン診療の適切な実施に関する指針」で「初診は原則対面診療」と明記した。そして 2018 年 4 月診療報酬改定でオンライン診療料を新設する。しかしその要件では初診からのオンライン診療は認めず、適応疾患も生活習慣病等に限定し、外来医療、在宅医療においてのみ認めることとした。さらに 30 分ルール、3 か月ルール、6 か月ルール、12 か月ルールなど様々な要件で縛りをかけた。次の 2020 年 4 月診療報酬改定では、対象疾患やその他の要件の若干の緩和を行うにとどまった。

この 2020 年 4 月の診療改定に新型コロナ感染拡大の波が襲う。その中で規制改革推進会議の主張は「初診からオンライン診療を認めれば、通院を省け、患者も医療従事者も院内感染から守れる」というものだ。一方、厚生労働省はオンライン診療は受診歴のある患者で高血圧などの慢性疾患であれば可能だが「受診歴のない初診患者のオンライン診療は認められない」との説明に終始し、議論は暗礁に乗り上げる。しかし、この間も新型コロナの拡大は止まらない。患者と向き合う現場の医療従事者からも「オンライン初診の解禁で感染リスクを下げるべきだ」と切実な声が上がり、政府側にも伝えられた。

そして 2020 年 4 月 2 日に設けられた規制改革推進会議の特命タスクフォースは首相官邸の意向を踏まえ、なんと 1 週間足らずでオンライン初

診解禁を打ち出す。そしてそれが、2020年4月10日の事務連絡「新型コロナウイルス感染症の拡大に際しての電話や情報通信機器を用いた診療等の時限的・特例的な取り扱いについて」につながった。この通知により、初診からのオンライン診療、対象疾患の拡大などが認められることになった。

この背景には規制改革推進会議の特命タスクフォースが、初診患者のオンライン診療をしぶる厚生労働省や日本医師会を、新型コロナ感染拡大の非常時モードを楯に、押し切ったことが挙げられる。

さらに2020年10月には田村憲久厚労相、河野太郎規制改革担当相、平井卓也デジタル改革担当相の関係3閣僚がコロナ以降も「初診を含めたオンライン診療の原則解禁」を恒久化することとした。これを受けて2021年からはオンライン診療の恒久化に向けた検討が進み、初診を含めたオンライン診療の事前説明と同意、研修の充実と必須化、受診歴のない患者の取り扱い、オンライン診療の事前相談などのガイドラインが出来た。そして2022年4月の診療報酬改定でオンライン診療の初診点数が対面初診の288点に対して251点という高い設定で決着した。

3　電子処方せん

次に電子処方せんについて見ていこう。規制改革推進会議の医療介護WGでは2021年3月に遅々とし進まない電子処方せんの課題を取り上げている。

電子処方せんの議論は2008年の医療情報ネットワーク基盤検討会で「電子処方せんの実現について」から始まった。この検討会では期待される処方せん電子化のあり方、処方せん電子化によるメリットと生じる課題などを検討した。そして2016年2月の医療情報ネットワーク基盤検討会で「電子処方せん運用ガイドライン」の検討が具体的に始まった。検討会

では電子処方せん管理サーバー、HPKI（保健医療福祉分野の公開鍵基盤）、電子処方せん引き換え券が議論された。

　以上の検討会の報告等を受けて、2020 年 3 月より「健康・医療・介護情報の利活用に関する検討会」（座長：森田朗津田塾大教授）が発足して、電子処方せんについては以下のような方向性で検討が進んだ。まず電子処方せん管理サーバーは支払基金、国保中央会のサーバーを使用することとした。

　すでに諸外国では電子処方せんは当たり前だ。米国、英国、カナダ、スウェーデン、デンマーク、エストニア、フィンランドなどで 2000 年以降活用されている。

4　オンライン服薬指導

　次にオンライン服薬指導について見ていこう。オンライン服薬指導についても長らく対面での服薬指導が義務付けられていた。これを 2015 年の日本再興戦略において「特例として国家戦略特区でのテレビ電話を活用した服薬指導が可能になるよう、法的措置を取る」という方針が出された。これを受けて 2018 年の国家戦略特区で、愛知県、兵庫県養父市及び福岡市におけるテレビ電話による服薬指導の実証実験が行われた。

　この実証実験を受けて 2019 年 12 月改正薬機法施行により、「服薬指導について、対面義務の例外として、一定のルールの下で、テレビ電話等による服薬指導を規定」することが決まり、2020 年 9 月 1 日に施行されることになった。改正薬機法に基づくオンライン服薬指導にはオンライン診療時と在宅訪問診療時の処方せんに基づく服薬指導の二つがある。いずれの場合でも対面服薬指導を行った患者に限定され、当該薬局において調剤したものと同一内容の薬剤について行うこととされた。

　ところが、改正薬機法施行前に、コロナ渦の 2020 年 4 月 10 日の新型コ

	薬機法	4月10日通知
処方箋の種類	外来診療　× 在宅診療（初診は×） オンライン診療（初診は想定していない）	基本的に全て○ （一部例外の症例あり）
服薬指導の実施	初回は×（対面のみ） 継続した処方では、対面とオンラインを組み合わせて実施	制限なし
通信方法	映像と音声の両方（音声のみは不可）	音声のみ（電話）も可
薬剤師	原則として同一の薬剤師が実施	かかりつけ薬剤師・薬局など、患者の居住地にある薬局が行うことが望ましい
薬剤の種類	従前に処方したことがある薬剤と同一薬剤である	要件なし（ただし、医師の処方制限あり）
調剤の取り扱い	処方箋原本の到着をもって調剤が可能	医療機関からのファクシミリ情報などで調剤可能。処方箋原本は医療機関より事後送付。

図表 3-2

厚生労働省の資料を基に著者作成

ロナ対応のための時限的な特例措置で一挙に事態が変わる。それまでの改正薬機法に基づくオンライン服薬指導は、オンライン診療と在宅訪問診療の処方せんに限定されていたが、これが4月10日の通知では基本的にすべての処方せんに変更された。また画像と音声でなくとも電話のみでも可となった。また従前に処方したことがある薬剤と同一でなくとも可となった。また原則として服薬指導は同一の薬剤師が実施することが、かかりつけ薬剤師・薬局など患者の居住地にある薬局が行うことが望ましいとなった。図表3-2に薬機法改正に基づくオンライン服薬指導と4月10日通知

によるオンライン服薬指導の対比を示す。

　さて新型コロナで始まったオンライン服薬指導の臨時的措置の恒久化については、2020 年 12 月の規制改革推進会議と国家戦略特別区域諮問会議の合同会合で、「オンライン診療・服薬指導の恒久化の実施に向けた取り組みを進めることになった。そしてその後、曲折を経て、結果的には 4 月 10 日の通知に近い形で決着した。そして 2022 年 4 月の診療報酬でもオンライン服薬指導は対面と同じ 45 点の点数評価がなされた。

　以上、デジタル完結 3 点セットについて見てきた。いよいよ 2023 年 1 月から電子処方せんのスタートでデジタル完結 3 点セットが完成する。これにより大きく医療 DX が進むことになるだろう。

2　サムディ（SaMD）とは？

　サムディ（SaMD：Softwareas as a Medical Device）とはスマートフォン（スマホ）に搭載された治療アプリのことだ。わが国でも 2020 年から禁煙アプリや高血圧治療補助アプリが上市されている。いよいよ医薬品とスマフォが一緒に薬局で売られる時代だ。ここではサムディの現状とこれからを見ていこう。

1　プログラム医療機器（SaMD）とは？

　2014 年に薬事法が薬機法（「医薬品、医療機器等の品質、有効性及び安全性の確保等に関する法律」）に変わり、それまでの医療機器の定義が変わった。旧薬事法では医療機器はハードウェアのみを対象としていたが、新たな薬機法でソフトウェア単体でも以下のように「プログラム医療機器」と定義し、流通可能とした。プログラム医療機器は、「医療機器の範囲にプログラムまたはこれを記録した記録媒体を含めて」定義した。

　一方、欧米先進国では 2010 年ごろよりプログラム医療機器の開発が進み、これらの医療機器は SaMD と定義されている。SaMD とは「医療機器としてのソフトウェアのことで、ハードウェア医療機器の一部ではなく、一つ以上の医療目的で使用するためのソフトウェアのことで、単体で医療機器として機能する」（International Medical Device Regulators Forum　2013 年）と定義し、従来から広く使われている医療機器の一部の役割を担うソフトウェアと区別した。

2　禁煙治療アプリの承認審査

　2020 年 8 月、株式会社 CureApp（東京都中央区　佐竹晃太代表取締役社長）は、「CureApp SC ニコチン依存症治療アプリ及び CO チェッカー」（以下、CureApp 禁煙アプリ、図表 3-3）について、厚生労働省より薬事承認を取得したと発表した。また同アプリは 2020 年 11 月に中医協で保険適用の承認を受けた。同社は現在さらに非アルコール性脂肪肝炎（NASH）治療アプリ、高血圧治療補助アプリを開発中とのことだ。なお、高血圧治療補助アプリは 2022 年 8 月に中医協で診療報酬上の評価もついた。

　さらに 2020 年 9 月には心電図機能を搭載したアップルウオッチが承認されるなど、2020 年はわが国における SaMD のスタート元年となった。

　冒頭の CureApp 禁煙アプリは、患者が自分の気分や服薬状況、呼気中の一酸化炭素（CO）の濃度の数値をスマホを使ってアプリに入力すると、患者に個別化された治療ガイダンスがアプリで配信される。例えば患者が「たばこを吸いたくなった」とアプリに入力すると、アプリを通じて「ガムを噛（か）みましょう」「部屋の掃除をしましょう」などと具体的な行動が提案される。

　CureApp 禁煙アプリは、2017 年 10 月～ 2018 年 12 月にわが国で第三

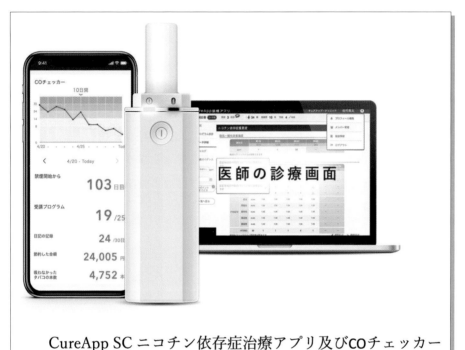

CureApp SC ニコチン依存症治療アプリ及びCOチェッカー

図表 3-3

相臨床試験（治験）を行い、禁煙外来においてデジタル治療アプリを用いた介入群とアプリを用いない対象群の禁煙継続率をランダム比較した。その結果、治験開始後 24 週目の継続禁煙率について、デジタル治療アプリを使用した介入群は 63.9％（182/285 例）で、対象群は 50.5％（145/287例）となり、介入群は約 13 ポイント上回った。介入群の対照群に対するオッズ比は 1.73 であり、統計学的な有意差を示し、PMDA（医薬品医療機器総合機構）の薬事承認を受けた。

3 SaMD は米国から始まった

さて、SaMD はもともと米国で 2010 年よりスタートした。米国での世界最初の SaMD は、2010 年に米国 FDA（食品医薬品局）から承認されたウェルドック社の BlueStar である。このアプリは、1 型および 2 型糖尿病患者の自己管理を支援するアプリである。患者が日々の血糖自己測定値をアプリに入力すると、個々人の状態に応じた食事指導や運動を促すメッセージが発信される。また、服薬記録によるアドヒアランスの向上機能もあり、患者の自己管理を支援する。同アプリは 2 型糖尿病患者 163 名を対象とした臨床試験において、ヘモグロビン A1c 値が通常治療を受けたグ

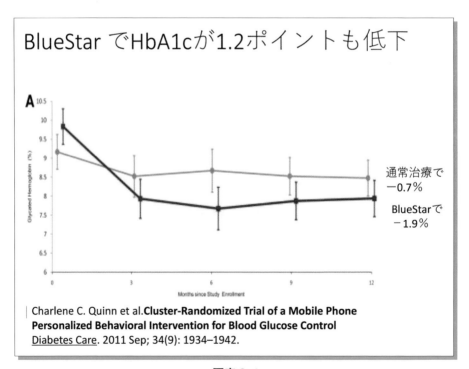

BlueStar でHbA1cが1.2ポイントも低下

通常治療で
−0.7%

BlueStarで
−1.9%

Charlene C. Quinn et al.**Cluster-Randomized Trial of a Mobile Phone Personalized Behavioral Intervention for Blood Glucose Control** Diabetes Care. 2011 Sep; 34(9): 1934–1942.

図表 3-4

ループよりも 1 年間で 1.2 ポイントも減少することが示されている（図表 3-4）。ヘモグロビン A1c が 1.2 ポイントも下がれば医薬品ならば画期的新薬扱いだ。このため BlueStar は通常の医薬品と同様に医師が処方しており、米国の複数大手保険会社が保険償還の対象としている。

　BlueStar の承認を皮切りに米国では治療用アプリを手掛ける企業の参入が相次ぎ、多くの SaMD が米国 FDA の承認を得ている。例えば、ピア・セラピューティクス社の reSET は、薬物依存症治療を行う治療アプリである。患者に認知行動療法のレッスンを行うことで、アルコール・コカイン・マリファナ等の薬物中毒治療を行う。同じくピア・セラピューティクス社の Somryst は慢性不眠症の治療アプリである。また同社は統合失調症の治療アプリも開発中とのことだ。またアキリ・インタラクティブ社の EndeavorRx は、小児の注意欠如多動性障害（ADHD）治療のための、世界初のゲーム機能を持つデジタル治療アプリである。また同社では大うつ病性障害のデジタル治療を開発中とのことだ。またクリック・セラピューティクス社は大うつ病、不眠症、禁煙アプリを開発中とのことだ。

　またプロペラ・ヘルス社の Propeller は喘息・COPD 向けの服薬時の状況や使用頻度の管理を行う治療用アプリで、臨床試験で効果を示し、FDA の認可を取得している。

4　SaMD ラグ

　SaMD については、2020 年 10 月、11 月、12 月の規制改革推進会議医療介護ワーキンググループでも取り上げて検討が進められた。日本国内での SaMD の開発・普及には課題が多い。その課題については 2020 年 11 月の規制改革推進会議医療介護ワーキンググループでも指摘された。ワーキンググループでヒアリングを行った MICIN 社の担当者によると日米の SaMD の承認品目数は日本の承認数は米国のわずか 5 分の 1 とそのラグは

際立っている。この SaMD ラグについては当日参加していた河野太郎規制改革担当大臣も問題視をした。

　課題はわが国における SaMD の開発・承認・保険償還に関する制度環境の遅れとその整備にある。

5　SaMD のガイダンス整備

　さて CureApp 禁煙アプリが承認されたことを契機に、今後は治療プログラムやソフトについてのガイダンスを整備する必要がある。さらに今後、医療機器としての SaMD が医療機器として、どのクラス分類に相当するのか、その薬事承認にあたってのエビデンスレベルや、保険償還方式についても検討をする必要がある。

　一方、米国ではすでに SaMD に関連するガイダンスを発行している。2013 年には、FDA が「Mobile Medical Applications（MMA）」というガイダンスを公表し、運動や睡眠アプリなどの健康アプリとＦＤＡが統括する SaMD との明確な線引きを行い、開発を促進する方針を明確にした。

　並行して「Software as a Medical Device（SaMD）の臨床評価に関するガイドライン」も整備され、多くの IT 企業が医療という異分野に挑戦できるステージが整えられた。実際、これ以降、デジタル治療分野への投資額が急増している。

　また英国保健省配下である国立医療技術評価機構（NICE）では、デジタルヘルス機器の開発者に、「NHS がどのように決定を下すのか」「標準的なエビデンス」についてのアドバイスを提供したガイダンス「デジタル治療機器の機能分類とエビデンス基準」を 2019 年 3 月に公表している。この中で、デジタル治療機器の認証に必要なエビデンスレベルを「有効性」「経済的インパクト」の両面から定義している。これにより企業がデジタル治療の開発参入を行うための指針としている。

クラス	カテゴリー	事例
1	システムサービス	電子処方せんシステム、電子カルテなど
2	情報提供	健康増進に向けたレシピ等の情報提供 シンプルなモニタリング（フィットネスウェアラブル、症状記録ツール） コミュニケーション（医療従事者とのビデオチャットツール）など
3a	行動変容 自己管理	行動変容（禁煙、減量） 自己管理（医療従事者と連携するデータ記録・送信ツール）
3b	治療 アクティブモニタリング 予測 診断	治療（メンタルヘルス治療） アクティブモニタリング（インプラントやセンサー等と連携しリモートモニタリングを行うもの） 予測（早期予兆検知） 診断（臨床データを用いた診断ツール）

英国保健省NICE「Evidence Standards Framework for Digital Health Technologies」2019年3月

図表 3-5　英国 NICE のデジタルヘルス技術のクラス分類

　具体的には、以下のように機能クラス分類がなされ、それぞれのエビデンス明らかにされている（図表3-5）。

　上記の基準から、「デジタル治療機器」はクラス3aやクラス3bに該当すると考えられるが、このクラスの場合は、以下のエビデンスを必要とすることが、示すべきアウトカムの項目とともに明示されている（図表3-6）。

　またドイツでは、デジタルサービス新法が2019年11月に成立した。この法律は医療のデジタル化拡大を意図している。同法はデジタル治療アプリの処方と保険償還の方針を示したものだ。この法令の中で、治療用アプ

クラス	カテゴリ	ミニマムエビデンス基準	ベストプラクテイス基準
3a	効果の提示	関連するアウトカムを示す質の高い観察研究または準実験的研究。これらの研究は比較データを提示すべきである。	比較群を組み込んだ質の高い介入研究（実験的または準実験的デザイン）で、関連するアウトカムの改善を示すもの。
	適切な行動変容手法の利用	使用されるデジタル治療アプリが以下の通りであることを示すことができる。 - 認知された行動変容理論と推奨される実践との整合性（NICEや関連する専門機関のガイダンスに沿ったもの）。 - 対象となる人たちに適していること。	使用されているデジタル治療アプリが以下のものであることを示す質的または量的証拠が公表されている。 - 公表され、認められている効果的な行動変容技術に基づいている - 推奨されている実践に沿っている - 対象となる人々に適切である。
3b	効果の提示	比較群を組み込んだ質の高い介入研究（実験的または準実験的デザイン）で、関連するアウトカムの改善を示すもの。	英国の医療および地域ケアシステムに関連する設定で実施された、質の高い無作為化比較試験または研究で、デジタル治療アプリを関連する比較対照薬と比較し、検証された条件固有のアウトカム指標を使用して、対象集団の臨床転帰を含めて一貫した有益性を実証したもの。あるいは、デジタル治療アプリに関する十分な研究がある場合には、無作為化比較試験のメタアナリシスを十分に実施すること。

図表 3-6　デジタル治療機器の機能分類とエビデンス基準（英国 NICE）

英国保健省 NICE「Evidence Standards Framework for Digital Health Technologies」
2019 年 3 月

リは低リスクの医療機器（クラスⅠまたは IIa）に分類し、その試行段階から健康保険による償還を認めている。

　まず償還に先立ち、ドイツ連邦医薬品・医療機器機関（BfArM）は、治療アプリの安全性、機能性、品質、データセキュリティ、データ保護について確認しなければならないとした。さらに、治療用アプリのメーカーはそのアプリが患者の健康に及ぼすポジティブな効果を 1 年間の試行期間中に実証しなければならない。メーカーはこの試行期間中に保険者との間で

仮の価格を自由に設定することが認められている。そして 1 年後、治療用
アプリにポジティブな効果が実証されれば、公的保険が正式収載され、最
終的な償還額が決定することになる。このようにドイツのデジタルヘルス
新法は極めて野心的にデジタル治療アプリの開発導入を支援しようとして
いる。

　わが国でもこうした欧米の事情を鑑みてより迅速な SaMD の開発と保
険収載への道を開くべきと考える。

参考文献

武藤正樹　医療と介護の岩盤規制をぶっとばせ！：コロナ渦中の規制改革
推進会議、2 年間の記録（篠原出版新社 2021 年）

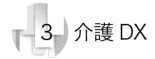 ## 3　介護 DX

　規制改革推進会議医療介護ワーキンググループ（以下医療介護 WG）で
は介護 DX や科学的介護データベースについて検討を行っている。本項で
は、2020 年 2 月の医療介護 WG で取り上げた介護 DX の現状と課題、そ
して 2020 年 4 月に取り上げられた科学的介護データベースについて見て
いこう。慢性的な人出不足と、若者が定着しない介護業界にとって、介護
DX と科学的なエビデンスに基づく介護サービス改革がまったなしだ。

1　介護 DX

　規制改革推進会議医療介護 WG の課題として、介護サービスの効率化、
ICT 化、ロボット化などの介護 DX も大きな課題である。まず介護サー
ビスの現状と効率化について振り返ってみよう。

（1）膨大な文書量

2020年2月に規制改革推進会議医療介護WG（座長：大石佳能子メディヴァ社長）に専門委員として出席して驚いた。ヒアリングを行った東京商工会議所によると、以前より介護サービスの現場では文書量の多さや手続きの煩雑さが問題となっていた。とくに文書量の削減については厚生労働省もこれまで以下のような取り組みを行っている。2010年に厚生労働省は「介護保険制度に係る書類・事務手続きの見直しに関する意見募集」を行い、これを受けて一部ケアプラン作成工程の作業量削減を行った。しかし業務効率化については積み残している。2016年6月にはニッポン一億総活躍プランで「介護ロボットの活用促進やICT等を活用した生産性向上の推進、行政が求める帳票等の文書量の半減」などに取り組むとした。そして2016年9月に社会保険審議会介護保険部会で文書量の半減に向けた工程表を作成し、2020年代初頭に「文書量半減」をうたった。

しかしその現状は、半減どころか依然として介護事業所の保管棚には各種書類が所狭しとあふれていている（図表3-7）。

まず文書の実態を見ていこう。介護分野では以下のような文書が飛び交っている。事業所の指定申請関連（事業所の人員・設備基準等）、介護報酬請求関連（加算要件等）、指導監査関連、ケアプラン関連文書など。またこれらの文書は自治体によって様式や解釈の差異などのローカルルールがさらにその書類数を増やしている。

これらの効率化に対応するため、申請様式・添付書類の「手続きの簡素化」、自治体ごとに異なる「ローカルルールの解消」、「ケアプラン・ケア記録のICT等の活用」が挙げられている。

まず手続きの簡素化について見ていこう。手続きの簡素化については、指定申請や報酬請求における「押印の廃止」が挙げられる。押印は法令で求めている訳ではないが、自治体の現場で「原本確認」のために求める事

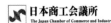

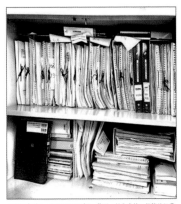
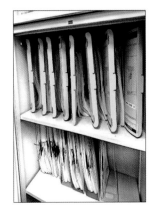

Ⅱ. 介護サービス事業所の業務効率化に関するこれまでの経過②

ケアマネジャーからのケアプラン複写・報告書等の保管状況①　　ケアマネジャーからのケアプラン複写・報告書等の保管状況②

3

図表 3-7　介護サービス事業所にあふれる書類の山
内閣府規制改革推進会議医療介護ワーキンググループ資料より　2020 年 2 月

が多い。この対応としては、押印を求める書類を以下の「指定（更新）申請書」、「契約書」等に限定して、それ以外の押印は廃止することだ。

　次に書類提出の簡素化については、新規指定申請については事前説明や面談の機会等を含めて一度は対面の機会を設ける。しかしそれ以外の更新手続きや複数事業所を運営する事業所では更なる対面を必須としないなど、ケースに応じて対面から郵送やメールに切り替えるなどで簡素化する。

　また ICT 化にあたっては、今後検討される Web 入力や電子申請の取り組みとケア記録等の ICT 化がリンクして進むことにより、例えばケア記

録作成業務と報酬請求業務を一気通貫で行える仕組みや、ケア記録の電子保管でペーパーレスにすることなどが考えられる。

特に新規ケアプランの作成、認定更新時等に作成する書類が多い。利用者1人あたり16枚程度にもなるという。また利用者票について押印は必須ではないが、同意を得たことの証明のために印鑑をもらうことが一般的で、書類が増える原因になっている。

また事業者により異なる介護ソフトを用いているので、データの互換性がなく、ペーパーレスが進まない。現在進行中のAIケアプランが始動してもこうしたソフトの互換性がなければ効率化につながらない。

2 ICT化の現状と課題

ICT化の現状と課題について見ていこう。介護サービス事業所とケアマネジャー事務所（居宅介護支援事業所）もそれぞれの事業所で介護ソフトを用いてICT化を図っている。しかし問題は先述したように介護サービス事業所とケアマネジャー事務所の介護ソフトのフォーマットが異なり、互換性がないことだ。たとえばAというケアマネジャー事務所とBという訪問介護事業者が違う介護ソフトを使用している場合、AとB間でデータのやり取りは不可能だ。このためいちいち書類を紙にプリントアウトし、それをファックスでやり取りすることになる。

そのため介護サービス事業所が毎月受け取り保管する書類が膨大となっている。またケアマネジャー側の入力は、（ケアマネジャー事務所の利用者数）×（利用しているサービス事業所数）の掛け算になり膨大な作業量になる。こうした事務作業を行う事務員の雇用費用は介護報酬に含まれないため、ケアマネジャーが相当な時間を割いて自ら行っているのが現状である。このためケアマネジャーが利用者に対応する時間が圧迫されている。

医療介護WGのヒアリングでも、日本商工会議所側から「国で統一し

たCSVプラットフォームを作り、各ソフト会社がそのプラットフォームを活用する形でアプリケーションを開発すればソフト同士の互換性が図れるではないか？」という意見も出された。また「どのソフトでもデータ共有ができるようになれば、サービス提供票はモニタリング報告を紙でファックスすることもなくなるし、介護サービス事業所で実績を入力し、それをケアマネジャー側が確認して給付管理することも可能ではないか？」さらに「スプレッドシートを活用しクラウド上でデータ共有することも可能ではないか？」という意見も聞かれた。クラウド化すれば一挙に問題解決ができることは分かっているが、しかしクラウド化の実現までは道のりは遠い。

　こうした意見に対して、厚生労働省側も問題意識は共有していて、「異なるICTベンダーの介護ソフトを使用している介護事業所間ではデータのフォーマットが不統一であることから、円滑な情報連携が行えないという課題がある」ことを認めている。そしてこのため「介護事業所におけるICTを活用した情報連携に関する調査研究」（2018年度）で居宅介護支援事業所と訪問介護事業所等の間でケアプランのデータ連携を行うために必要なデータフォーマットの統一等の実証研究を行い、「CSV方式による標準仕様」を作成したという。この標準仕様の活用により「異なる介護ソフト間でもケアプランのデータでの交換が可能となり、情報共有にかかるケアマネジャーの負担が軽減された」ともいう。

　こうしたことから、2021年介護報酬改定では以下の改定を行うとした。これまでケアマネジャー1人当たりの取り扱いできる利用者件数は40件であった。これをICT等を活用した場合には45件まで拡大する措置を取ることなどとした。

3　介護ロボット、ICT 活用

　また厚生労働省からは介護ロボットの活用や ICT の活用の様々な事例も提示された。

　これまで介護施設ではベッドサイドで手書きでメモした記録をステーションで管理パソコンに入力していた。これをベッドサイドに持参したタブレット端末でケア記録を直接入力したり、音声記録をしたりし、そしてそれがそのままテキスト変換されて管理システムに反映される仕組みの導入で記録時間が短縮された。

　同様に、バイタル測定の結果はベッドサイドで手書きでメモしてステーションにもどってからパソコン入力をしていた。これをバイタル測定器をベッドサイドに持参し、端末との無線 LAN による連動で、測定結果を入力する業務が不要になり時間短縮になった。

　またこれまで介護者が経験的に排泄を観察して、排泄誘導を行っていた。これを排泄支援機器を使って、タイムリーに排泄誘導を行えるようになり、その記録もデータ連携で自動的にシステムに反映できるようになり時間短縮につながった。

　看取りケアで、見守り機器によりバイタルの変動を自動で常時確認し、結果はシステムと連動して記録することで、職員の負担軽減になった。ベッドサイドで利用者・ケアに何か気づきがあれば、ベッドサイドに居ながらインターカムで専門職とリアルタイムで相談できるようになった。

　特養のユニットケア内で職員が一人勤務のとき、おむつ交換などで応援職員が必要な際に、インターカムの同時通信機能などを使用して、PHSなどを介せず即座に応援を依頼できて即応性が高まった。しかしこうしたICT 化にはそのインフラとなる介護施設内の WiFi 化が進んでいないことも課題だ。この WiFi 化のため地域医療介護総合確保基金等を使った補助金事業も行われている。

4　見守りセンサーによる介護報酬支援

　こうした中で、2020 年介護報酬改定では、見守りセンサーを介護報酬で評価した。

　夜勤職員配置加算とは、介護保険施設で夜間の人員基準より多い職員を配置、つまり「加配」をした場合に加算されるものだ。対象は、介護老人福祉施設、短期入所生活介護事業者、地域密着型介護老人福祉施設だ。

　こうした見守りセンサーの導入で業務時間の短縮が図れることが分かっている。「2020 年度介護ロボット導入支援及び導入効果実証研究事業」では、見守りセンサーを利用者の 10％に導入すると 6.7％の業務時間短縮につながり、導入割合 30％では 17.5％の短縮、導入割合 50％では 24.6％の減少、導入割合 100％では、26.2％の減少する結果が得られている。

　このため 2020 年介護報酬改定では、見守りセンサーを 100％導入したり、インターカムを夜勤職員が全員装備した場合、従来の加算に必要な職員配置 1 人を半分の 0.5 人でもよいこととした。

　以上、介護サービスの効率化について見てきた。介護現場の人手不足は深刻だ。介護サービスにおける山積する課題を解決するには、よほどの大ナタを振るわなければならない。そうでなければこれから 10 年たっても介護の事情は変わらないだろう。まずは押印廃止、ローカルルール解消、介護ソフトの情報互換性の仕組みづくりが喫緊の課題だ。そして ICT、ロボット、AI による介護現場の DX 化による業務効率化とそれを妨げている規制の緩和がまったなしだ。

4　科学的介護と LIFE

　次に科学的介護について見ていこう。科学的介護とそのデータベースの構築と活用のための検討が 2016 年以来行われている。その先駆けとなっ

たのは、2016年11月の未来投資会議で、当時の塩崎恭久厚生労働相が、「データ分析を通じた科学に裏付けられた介護に変えていきたい」という発言である。これを受けて「科学的介護」の導入に向けたデータベース構築についての検討がスタートした。

1　科学的介護データベース

　2017年10月に、厚生労働省は「科学的裏付けに基づく介護に係る検討会」（座長：鳥羽研二国立長寿医療研究センター理事長、以下「検討会」）を立ち上げる。検討会では、介護サービスの標準化を進めるに当たっては、「対象者はどういう状態か」「どういう介入サービスを行ったのか」「どういう効果が得られたのか」を分析するためのデータベースについての検討を行った。

　ここでは規制改革推進会議の医療介護ワーキンググループでも取り上げられた介護に係る以下のデータベースについて見ていこう。①介護DB（介護保険総合データベース）、②VISIT（ビジット、通所・訪問リハビリテーションの質の評価データ収集等事業）、③CHASE（チェイス、介護に関するサービス・状態等を収集するデータベース）。そして②と③を統合した、④LIFE（ライフ、科学的介護情報システム）である。

（1）介護データベース（DB）

　介護DBは要介護認定情報、介護保険レセプト情報よりなる。介護DBでは、市町村や介護サービス事業所から国保連合会に送られる「要介護認定情報」と「介護レセプト情報」が収集され、個人情報が匿名化された上で、厚生労働省の介護DBへ格納される。

　介護DBには要介護認定という利用者の要介護度データが格納されている。この要介護度データは、利用者がどのような状態かを示すデータだ。そしてその利用者に、どこでどのような介護サービスが行われたかは介護

保険レセプトデータで明らかになる。そしてその効果判定には再び要介護
認定データを用いて、要介護度が悪化したのか、維持改善したかの状態を
把握できる。

（2）VISIT（ビジット）

　VISIT は通所・訪問リハビリ事業所からリハビリ計画書やプロセス管
理表などの情報を 2017 年より収集し格納したデータベースである。

　VISIT の入力項目は、様式 1 の興味・関心チェックシート、様式 2 の
リハビリテーション計画書、様式 3 のリハビリテーション会議、様式 4 の
プロセス管理表、様式 5 の生活行為向上リハビリテーション実施計画書な
どがある。

（3）CHASE（チェイス）

　CHASE は 2020 年度から介護保険施設・事業所から任意で収集される
ことになった。

　CHASE で収集する項目は「総論」「認知症」「口腔」「栄養」の 4 つの
分野からなる。「総論」には褥瘡、在宅復帰、バーセル・インデックスの
指標が入っている。バーセル・インデックスは日常生活動作（ADL）の
機能回復のアウトカム指標だ。次に、「認知症」には認知症行動障害尺度
と Vitality Index がある。「口腔」には食事の形態、誤嚥性肺炎の既往歴。
「栄養」は身長・体重、栄養摂取量、食事中の摂食・嚥下状況や食欲・食
事の満足感などの指標だ。

　CHASE に収集される項目は、当初は全部あわせると 265 項目もあっ
た。しかし多忙な介護現場でこの項目をすべて入力するのは非現実的だ。
このため自立支援に向けて効果が高いと考えられかつ既にほとんどの現場
で電子的にデータが集積されている項目を選別した。その結果、CHASE
の基本項目は 30 項目にまで絞りこまれた。

(4) LIFE（ライフ）

こうした VISIT、CHASE を一体的に運用するため、LIFE（科学的介護情報システム）が 2021 年 4 月介護報酬に導入され注目された。

LIFE ではデータをただ収集するだけではなく、LIFE データベースから提供されるフィードバックデータを活用して、ケアプランやリハビリテーション計画を見直してケアの質向上につなげる PDCA サイクルを回すことに意味がある。

さらに現場では LIFE の入力にタブレット端末を導入し、施設内の WiFi を通じてデータ転送を行う。これにより CSV データを抽出できるようになりデータ仕様の標準化にも資することになる。また LIFE を普及させるため、2021 年介護報酬改定では「科学的介護推進加算」や、各種加算に LIFE を要件として取り入れた。さらにこうした科学的介護推進のために地域医療介護総合確保基金から LIFE 関連設備の導入の補助金も準備されている。

2　科学的介護はリアルワールド・エビデンス

さて科学的介護は「EBM（Evidence-based Medicine）」と呼ばれる「科学的根拠に基づく医療」の介護版とよく言われる。医療における EBM は、1948 年のストレプトマイシンにおけるランダム化比較試験による治験から始まり長い歴史を持っている。ランダム化比較試験では「診断のついた患者群をくじ引きで無作為に 2 群に分け、一方には実薬を投与し、一方には偽薬（プラシーボ）を投与し、群間でその効果を比較する」という方法をとる。そして実薬の効果が偽薬より統計的に勝ったとき「エビデンス」として認めた。こうして始まった EBM によって、それまでの経験的な医療が科学的な根拠により塗り替えられた。

このように始まった EBM であるが 2010 年ごろから潮流が変わる。新

たに出現したのが、リアルワールド・データ（Real World Data：RWD）
とそれに基づくリアルワールド・エビデンス（Real World Evidence:
RWE）の出現だ。RWD は診療録、健診データ、レセプトデータ、患者
QOL データなどの実診療行為に基づくビッグデータだ。そしてそこから
導き出されたエビデンスがRWE だ。その背景には2000 年ごろから始まっ
た電子化された大量のデータを収集し、データベースに格納し、分析する
データベース技術の進歩がある。

　さて科学的介護の立ち位置を見ていこう。科学的介護は VISIT や
CHASE などの介護現場でのリアルワールド・データに基づいている。介
護では、医療におけるランダム化比較試験の時代を一気に飛び越して最先
端のリアルワールド・エビデンスに着地したようなものだ。その考え方は
医療におけるリアルワールド・エビデンスと同じだ。データベース内で後
ろ向きコホート研究を行う。たとえばデータベース内で同じ状態の利用者
を群に分けて、一方はある介入行為を行った群、一方は通常介入を行った
対照群に分けて、その 2 群間で後ろ向きに状態変化の群比較を行う。

　これまでも介護サービスの効果に関しても、一部の研究者は医療と同じ
ようなランダム化比較試験を行っていた。たとえば特別養護老人ホーム入
居者について、介入群と対象群に無作為割り付けをし、介入群に「独自の
方法論に基づくリハビリを提供した場合」と、対象群とで関節可動域の変
化を比較すると、介入群で関節可動域の改善が見られた。また通所リハビ
リ利用者を無作為に割り付けし、「標準化された生活行為向上マネジメン
ト」を実施した介入群と通常群を比較すると、ADL、IADL、QOL が介
入群で改善したなどの研究である。しかし介護では医療と同様に介入群と
対象群に 2 群に割り付けて群間比較を前向きに行う前向きコホート研究
の実施は困難だ。科学的介護ではこうした検証をデータベース内で後ろ向
きコホート研究で行うという趣旨だ。

3　データベース連結

　さらに科学的介護では、これまでの既存のデータベースとの連結による果実を手にできる。たとえば規制改革推進会議医療介護ワーキンググループでは、こうした介護データベースと医科のナショナルデータベース（NDB）の連結を以前より主張してきた。データベースは連結によって情報量が掛け算で増える。こうしたことから NDB と介護レセプトデータの連結は 2020 年から始まっている。そしてその NDB に LIFE データベースの連結も 2021 年度から始まっている。さらに 2022 年度からは NDB と介護 DB と DPC データベースの連結も始まった。これによって一気にリアルワールド・データの射程が医療・介護の全域に広がる。こうした科学的介護データベースの発展を後押しするのが LIFE による科学的介護と言える。

　さらに今後は全国がん登録 DB、指定難病 DB、小児慢性特定疾病 DB、全国の医療拠点のレセプト、電子カルテのデータベースを結ぶ MID-NET の 4 つのデータベース（4 DB）との連結も検討されている（図表 3-8）。

　さて医療や介護のプロセスの最終評価を決めるのは死亡データだ。特に死亡データは治療成績や介護サービスを評価するための必須情報だ。しかしこうした死亡情報を日本で集めるのは大変だ。人が亡くなった場合、死亡届は死亡場所の自治体に届けられる。そしてその死亡届は国の人口動態統計に用いることはあっても、第三者の研究者が簡単にアクセスして利用する仕組みにはなっていない。

　こうした死亡情報は新しい医薬品の開発や市販後調査にも必須だ。また医療や介護のアウトカムを評価する指標としても必須だ。しかし現在の NDB や介護 DB には死亡情報が紐づいていない。このため死亡情報をこれらのデータベースと連結する必要がある。具体的には自治体が保有している死亡診断書や死体検案書に基づく死亡情報を NDB や介護 DB に連結

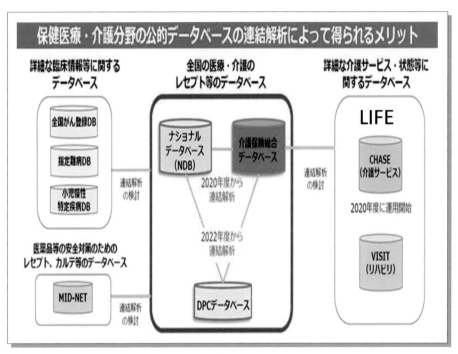

図表 3-8　データベース連結

出典　厚生労働省 データヘルス改革推進本部「参考資料 6 今後のデータヘルス改革の進め方について（概要）」（2019 年 9 月 9 日）より

することが必要だ。

　こうした死亡情報をデータベースに連結する提案が 2022 年 2 月の規制改革推進会議の医療・介護・感染症対策 WG において、製薬団体などが参加する経団連から提案された。この連結に対して厚生労働省も前向きだ。NDB と患者の死亡情報を連結・解析できる仕組みの検討を 2022 年度から開始するとしている。

　連結にあたっての主な論点は、それぞれのデータベースが第三者提供の目的や範囲が異なる中での対応方法や、連結するための共通の識別子をど

うするか、氏名を明らかにしている死亡届と連結した場合のNDBの匿名性維持の方法などが論点となる見通しだ。

　実は海外ではすでに死亡情報の連結が米国やオーストラリアでは実施されている。米国では1979年から死亡情報の検索システムが稼働している。それが米国の全国死亡指標（National Death Index：NDI）だ。米国では、このNDIを用いて、各州の統計情報局に保管されている死亡者の氏名、性、生年月日、住所、社会保障番号などの指標との記録照合により、対象患者の死亡情報の追跡調査を行えるようにしている。

　ぜひとも日本版NDIを早期に稼働させて、医療・介護の最終アウトカムデータベースを完成したいものだ。日本版NDIについては第4章でその詳細を見ていこう。

参考文献
武藤正樹　「医療と介護の岩盤規制をぶっとばせ：コロナ渦中の規制改革推進会議、2年間の記録」篠原出版新社（2021年）

5　支払基金改革とAI

　2021年6月1日、首相官邸で規制改革推進会議（議長：小林喜光東京電力ホールディングス会長）の答申が小林議長より菅義偉首相に手渡された。今回の規制改革推進会議の医療介護ワーキンググループの答申はコロナ渦において医療介護DXを進めることと同時に、社会保険診療報酬支払基金（支払基金）の改革が取り上げられた。著者も医療介護ワーキンググループの専門委員を務めていた。ここでは規制改革推進会議の支払基金改革の経緯やそのシステム改変に伴なうAI（人工知能）によるレセプト振り分けについて見ていこう。

1　支払基金とレセプト審査の流れ

　支払基金とは、社会保険診療報酬支払基金法に基づき設立された特別民間法人で、医療機関から提出された診療報酬請求書（レセプト）の審査および 健康保険組合等の保険者から医療機関への診療報酬の支払仲介を行う機関である。

　まず支払基金におけるレセプトの審査支払の事務処理の流れを見ていこう。

　病院などの保険医療機関で作成された電子レセプトはオンラインまたは電子媒体等により診療翌月の 10 日までに支払基金に提出される。支払基金では、受け付けた電子レセプトは、コンピュータ処理システムのチェック機能により診療内容が、保険診療ルールに適合していない項目や傷病名と医薬品の関連性のチェックを行い、疑義のあるものにはコンピュータ画面で自動的にマーキングをしたり、電子付せんが貼付されたりする。

　このようにコンピュータシステムによりチェックされた結果をパソコン画面上で表示させ、職員がさらに目視確認を行う。またシステムによるチェックができない事項について、職員が当該疑問事項を入力するなどの審査前の点検作業を行う。

　事前点検が終了した電子レセプトは、審査委員会においてパソコン上にレセプトを表示する。審査委員会は、レセプト電算システムの抽出機能等を使用し、レセプトに記載されている診療内容について、療養担当規則や診療報酬点数表等の保険診療ルールに則って行われているかどうかを委員が審査する。その上で、診療内容が適切でないと判断されるものについては査定し、また、診療行為の適否の判断し難いものについては、医療機関に返戻して再提出を求める（図表 3-9）。

　このレセプトの審査を行うため、支払基金は都道府県支部ごとに「審査委員会」を置き、さらに本部に「特別審査委員会」を設置している。「審

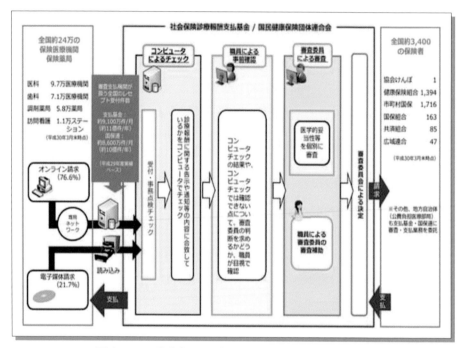

図表 3-9　診療報酬の請求から審査支払までの流れ
厚生労働省保険局「社会保険診療報酬支払基金に関する見直し」資料より
（2019 年 12 月 18 日）

査委員会」は、診療担当者を代表する者、保険者を代表する者、学識経験
者の三者で構成されている。「特別審査委員会」は、支部の審査委員会と
同様の構成で、審査対象となるレセプトは、医科は 38 万点以上、歯科は
20 万点以上の高額レセプトの審査を行っている。

　こうして審査が終わった電子レセプトは、請求点数に増減があった場
合、コンピュータで自動的に再計算され計算センターで集計される。これ
をもとに支払基金ではレセプトに払込請求書及び診療報酬等請求内訳書を
添えて、診療翌々月 10 日までに審査支払手数料とともに保険者に請求す

る。保険者は、医療費と手数料を同じ月の 20 日までに支払基金に払い込むことになっている。

　そして支払基金から医療機関への医療費の支払は、診療した月の翌々月の原則 21 日までに医療機関の指定する銀行口座に振り込む。このように審査支払業務には 2 か月以上も要することになる。

2　支払基金の課題

　こうした支払基金の業務に関しては、規制改革推進会議でも多くの課題が指摘されてきた。たとえば 2017 年 3 月の規制改革推進会議のヒアリングで健康保険組合連合会が以下のような支払基金の問題点を指摘した。「コンピュータによる審査が必ずしも十分に行われていない」、「47 都道府県の支部によってローカルルールがあり、必ずしも統一した審査が行われてない」、「そもそも審査基準が公開されていない」など。

　たとえばコンピュータによるチェックに関しては、9 割の請求は保険診療ルール内で行われていてコンピュータチェックで済む。残り 1 割が保険診療ルールを越えていて医師の裁量が問われる。それを現状ではコンピュータチェックで点検済のものまで事務職員が改めて見直し点検している。

　次に支払基金の支部ごとの審査状況の差異について、2015 年度の都道府県支部別の原審査査定割合をみると以下のようである。査定割合トップの大阪府は 4.8％であるのに対して最下位の富山県は 1.2％で、その格差は 4 倍に達する。また査定点数全体のうち再審査で認められた割合のトップは茨城県で 30.0％に対し最下位の石川県では 11.7％でその差は 2.5 倍だ。また「糖尿病の疑い病名で毎月 HbA1c の検査を行うのは過剰ではないか？」の審査項目に対して、「A 県では査定率 71.1％であるのに対して C 県では 9.6％と低いのはなぜか？」など、支部間の差異は、地域による患

者差異だけでは説明することが出来ない「不合理な差異」である。

　この支払基金の支部間差異の解決のために健康保険連合会は、「支部機能を地域ブロック単位に集約する」、「支部間差異の見える化と要因分析を通じて、ローカルルールの統一化と最終的にはその廃止」を訴えている。また効率化を推進するために「コンピュータチェックの精度向上」、「査定基準を保険者と医療機関への公開すること」を要望した。

　このため2017年4月、規制改革推進会議（議長：太田弘子政策研究大学院大学教授）は、「支払基金の見直しに関する意見」を以下のようにまとめた。支払基金が2021年度に予定しているコンピュータシステムの刷新を「改革のラストチャンス」と位置づけ、その都道府県支部の「集約化・統合化」を進めるよう主張した。

3　支払基金改革とAI導入

　こうした規制改革会議の指摘を受け、2019年5月、厚生労働省は社会保険診療報酬支払基金法に関して、以下の見直しを行うこととした。①現行法上の支部の都道府県必置規定を廃止し、支部長が担っている権限を本部に集約することで、本部によるガバナンスを強化する、②支払基金職員によるレセプト事務点検業務の実施場所を「全国10か所程度の審査事務センター」（仮称）に順次集約していく、③現在、47の都道府県支部に設置されている審査委員会を、本部のもとに設置。ただし、「地域医療の特性」等を踏まえ、設置場所はこれまでと同様47都道府県とするとした。

　さらに2019年度末に支払基金は、「審査事務集約化計画工程表」を策定した。このなかで支払基金の新システムを2021年9月から稼働させ、その後2年以内にAIを活用したレセプトの振り分け機能によって、レセプト全体の9割程度をコンピュータチェックで完結させる。AIによるレセプト振り分けは以下のように行うとした。AIによって人による審査を必要

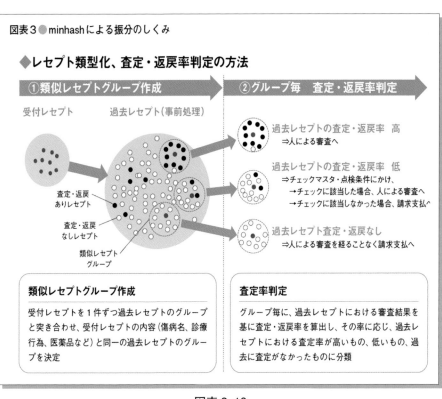

図表 3-10
社会保険診療報酬支払基金　「社会保険診療報酬支払基金の審査業務集約化へ向け
た取り組みと今後の課題」資料より　2020 年 10 月 9 日

とするレセプトと必要としないレセプトへの振り分け作業を行う。具体的
には Minhash と Xgboost という二つの手法を組み合わせて実施する。ま
ず Minhash で過去のレセプトを類型化し、査定率を判定して振り分け
る。過去に同じ請求内容が存在しないレセプトに対しては Xgboost を用
いて査定率を判定して振り分けを行う。これによりコンピュータチェック
による 9 割完結を目指すとしている（図表 3-10）。

　また審査事務集約化計画工程表では、支払基金の組織改編については、都道府県支部を廃止し、全国14か所の審査事務センターに2022年10月に集約する方針とした。

　これに対して、冒頭に述べたように、2021年6月規制改革推進会議（小林喜光三議長）は「支払基金に関する見直し」について以下のように答申した。

　2021年9月の審査支払新システムの稼働後2年以内にはレセプトの9割程度をコンピュータチェックで完結する。あわせて国保連を含めた審査支払機関の在り方についても、2024年予定の国保連のシステム更新に向けて、支払基金と国保連との審査基準の統一化、審査支払システムの整合的かつ効率的な運用の実現に向けて検討を継続すべきとした。

　以上、2021年9月の新システム導入へ向けての支払基金改革のレセプト審査AI化を見てきた。支払基金が取り扱うレセプトは年々増加の一途をたどっている。2010年度の8.8億件の取り扱いが2020年度は3億件増加して11.9億件となった。一方、支払基金の職員数は削減されていて、2001年度のピーク時の6,321人から2020年には2,000人も減って4,113人になっている。こうこうした中でAIの力が試される。支払基金のAI改革のこれからの成果に注目したい。

参考文献

月刊基金　審査支払新システムＡＩ導入　2021年9月号

─────── コラム　アマゾン薬局がやってくる ───────

　2021年6月、規制改革推進会議が1年にわたり審議した答申に基づき策定された「規制改革実施計画」（以下、実施計画）が閣議決定された。この実施計画にオンライン診療、電子処方せん、オンライン服薬指導のいわゆる「デジタル完結3点セット」が盛り込まれた。

　さてこうした一気通貫のデジタル完結3点セットの先に見えてくる景色とはどのようなものだろう。一足先を行く米国の例から見ていこう。

　米国では薬局から医薬品を宅配するメールオーダーサービスが進んでいる。このサービスは最初、在郷軍人局が高齢化して薬局に薬を取りに来れなくなった退役軍人向けに始めたサービスだ。これが今や一般化して、処方薬の2割以上を占めるようになった。仕組みは医師がメールオーダー処方せんを発行すると、最初の1回は薬局で薬剤師による対面での調剤と服薬指導を行うが、それ以降は宅配で自宅に処方薬が届き、電話やオンラインで薬剤師が患者に服薬指導を行うという仕組みだ。メールオーダー薬局では、調剤業務はオートピッキングのラインが立ちならんだ「調剤オートメーション工場」に外注して行われる。その工場の生産性は1週間で200万枚の処方せんを処理するというように極めて高い。このためメールオーダーの方が対面による調剤よりも手数料が圧倒的に安価だ。

　規制改革会議ではこのように現在は薬局でしか行えない調剤業務の規制を撤廃して、いずれは自動化されたオートピッキングの自動化調剤工場に薬局が外注して行うことも提言している。今やアマゾンにメールオーダーでなんでも注文し、宅配してもらう時代だ。いよいよアマゾン薬局が日本に上陸する日も近いだろう。わが国でも規制緩和の先に、こうした近未来がやって来るのかもしれない。

第4章
リアルワールド・データ

　リアルワールド・データが 2000 年ごろより欧米を中心に注目されるようになる。理由はデータベース技術が進んで、大量の実データが蓄えられ、処理することが可能となったこと、また欧州では 1990 年代後半から規制当局が医薬品の承認にあたって QALY（質調整生存年）などの医療技術評価の資料提出に際して、それを裏付ける実臨床の評価データの提出も求められるようになったことの影響が大きい。

　本章ではこうしたリアルワールド・データについて見ていこう。

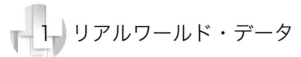

1　リアルワールド・データ

　2014 年 7 月に、国内で初めての開催となる「Real World Data Japan 2014」が、イギリスのコンサル会社の主催により都内で開かれた。このカンファレンスには国内外の製薬企業が参集し、企業の研究開発とマーケティング担当者の間でリアルワールド・データの活用に関する討論を行った。

　さて「リアルワールド・データ（Real World Data:RWD）」とは、診療録、健診データ、レセプトデータなどの実診療行為に基づくデータのことを指す。カンファレンスでは RWD の分析・活用に関してさまざまな講演やシンポジウムが盛り沢山に行われた。著者も参加したが、会場には製薬

メーカーの担当者が 200 名近く集まって大盛況で、この領域の関心の高さがうかがわれた。

1　リアルワールド・データとは何か？

　そもそもリアルワールド・データ（以下、RWD）とは何だろうか？ RWD とはまだ明確な定義がなされていないが、上記のカンファレンスでは、「診療録、健診データ、レセプトデータなどの実診療行為に基づくデータのことで、患者報告アウトカム（Patient Reported Outcome：PRO）や患者 QOL データセットも含むデータ」と定義づけられた。またこれらのデータベース、データセットから導かれるエビデンスを Real World Evidence とも言うこととした。RWD の背景には医療関連情報が電子化され、大量のデータベースが形成されたこと、またデータをデータベースに格納し、分析するデータベース技術の進歩がある。

　さて医薬品関連の RWD などのデータを用いた研究に関する関心は特に欧米で高いようだ。まず欧州では医薬品承認にあたって規制当局に提出するデータとして、1990 年代の後半以降、QALY（質調整生存年）などを用いた医療技術評価（Health Technology Assessment:HTA）のデータの提出が必須化されるようになった。この HTA データの提出にあたっては、同時に関連の RWD から抽出した医薬品疫学データ等も提出することが求められる。このことからまず欧州において医薬品承認時の規制当局への提出資料として RWD に対する関心が高まった。

　また RWD は医薬品の市販後調査においても威力を発揮する。医薬品の治験において扱う症例数は、たかだか数百〜数千例である。これに対して市販後は一挙に数万〜数十万人という規模に症例数が膨れ上がる。こうした症例数でも電子診療録やレセプトデータを結合した RWD を使い、そして最近の情報処理技術を使えば短時間で一挙に患者有害事象の抽出処理を

行い、医薬品の安全性や効果情報を集めることができる。たとえばこの例としては、ピオグリタゾン塩酸塩の膀胱がんリスクについて、フランス保健製品衛生安全庁（AFSSAPS）が行った調査研究が有名だ。調査研究ではRWDを用いてピオグリタゾン塩酸塩の使用例には膀胱がんの発症頻度が高いことを見出したのだった。

　一方、米国では欧州のQALYを用いるHTAに対して、医療技術を患者や医師の視点から比較研究するCER（Comparative Effectiveness Research）の手法が盛んだ。このCERではPROや医師の視点から医療の質や効果を測定する手法を用いて医療技術評価を行う。この米国のCERで用いているPROや患者QOLデータセットもRWDの一部といえる。このため米国でもこうした観点からRWDの活用が盛んになったといえる。このように欧米では医療技術評価に対する視点が若干異なるものの、RWDが医療技術評価への活用を軸としてスタートし発展してきたという背景がある。

2　わが国のナショナルデータベース（NDB）

　さて前置きが長くなったが、本項ではこのRWDの日本における現状と医薬品業界への活用の実態、そして今後の課題について振り返ってみよう。さてわが国でも医療・医薬業界でRWDが注目されてきた。ただそれは欧米に遅れること15, 6年以上、2011年のころからである。この背景には2011年度からスタートしたナショナルデータベース（以下、NDB）があることは間違いないだろう。NDBは全国の医療機関にレセプトの電子化が義務付けられた結果、毎年毎年およそ16億件のレセプトデータを蓄積し、その累積は2021年時点で206億件という世界最大の巨大データベースに成長してきた。こうした実診療データの巨大データベースであるNDBの構築が、わが国の医療・医薬品業界においてもRWD活用に対す

る期待の高まりの背景にある。

　しかしこの基礎となったレセプトの電子化への道は決して平坦ではな
く、紆余曲折もあった。しかし 2015 年には医科、歯科ともほとんど
100％近いレセプト電子化をなんとか達成する。

　このレセプト電子化を基盤として、わが国における NDB の構築が 2009
年にスタートする。NDB は 2006 年の医療制度改革法により 2009 年から
のレセプトデータと 2008 年からの特定健診・保健指導情報データ、2010
年からの調剤レセプトデータを個票レベルで結合したデータベースとして

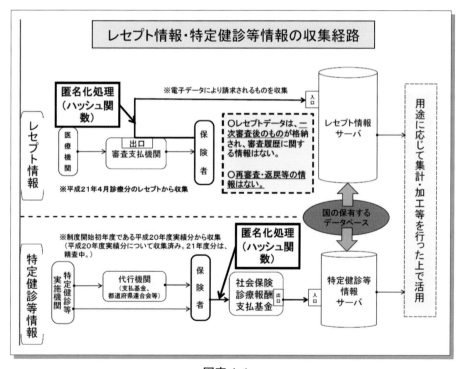

図表 4-1
レセプト情報等の提供に関する有識者会議「レセプト情報・特定健診等情報データ
の第三者提供の在り方に関する報告書」　2013 年 1 月

2011 年より試験運用を経て今日に至っている。

　レセプト電子化が 100％に近づいた 2014 年度時点で、蓄積されたデータ量は、レセプトデータ 83 億件、特定健診・保健指導情報 1.2 億件で以降、年を追うごとにそのデータが増加中である。こうした全国統一のレセプトデータが収集できるのもわが国の国民皆保険制度と全国一律の診療報酬支払制度のおかげだ。図表 4-1 に NDB の構造を示す。

3　NDB の課題と現状

　さて NDB の特徴は全数データであること、データベース項目数が万単位に及び詳細分析が可能なこと、データベース内の患者コードで同一患者を追跡できることなどがあげられる。一方、課題としては「保険病名」問題があげられる。レセプトは請求伝票なので、支払審査の査定を受けないために、どうしても付けざるを得ない保険病名が混じり込む。このため病名の同定に検査・治療内容から推測する工夫がいる。また病名の 開始日、終了日が整理されていないなどの課題がある。またレセプトのデータ構造問題が紙レセプトの省略構造を踏襲しているところから分析が容易なデータ構造となっていない、またリンケージ問題といって、現在のところ特定健診や調剤レセプト以外の他のデータベースとの連結が不可となっている。例外的に医療計画で用いる時は、地図情報データベースと連結することは許されている。

　さらに NDB の課題はレセプト情報と特定健診情報の突合問題にある。レセプト情報と特定健診情報は個票レベルで突合できるように設計されているはずだった。ところがそれぞれの情報の匿名化 ID である「ハッシュ化 ID」が問題となった。レセプト情報のハッシュ化 ID と特定健診情報のハッシュ化 ID が同一個人レベルで一致しない例があることがわかったのだ。理由はレセプトデータでは個人識別番号が「半角」で打ち出されてい

るのに対して特定健診情報では「全角」で打ち出されていて、同一人物で
も異なるハッシュ化 ID が発生したからだ。ハッシュ関数についてはこの
章の最後のコラムを参照してほしい。

　さて、現在 NDB の活用は以下の二つの目的に限定されている。一つは
高齢者医療確保法に基づいて、医療費適正化計画の作成に資する目的で国
や自治体が活用する場合、それともう一つはこれ以外に厚生労働省が医療
サービスの質向上に資する目的で活用する場合、またはこれに準ずる学術
研究に資する目的の場合に限定されている。さらに後者の目的の場合は
「レセプト情報等の提供に関する有識者会議」の審議を経て厚生労働大臣
による許可のもと使用するという制限が設けられている。

4　NDB の第三者提供

　上記の NDB の高齢者医療確保法に基づく利用以外に、政策研究や学術
研究の発展に資する目的で NDB を研究機関や大学等の第三者に提供して
行う研究も行われている。これについて見ていこう。この研究は先述の
「レセプト情報等の提供に関する有識者会議」における審査を経て、NDB
提供のもと行われている研究で、主に大学や公的研究機関、厚生労働省の
内部部局からの申請を受けて実施されている。

　このいくつかの研究成果の例を見ていこう。たとえば国立精神・神経医
療研究センターが NDB を用いて行った研究「日本全国の統合失調症患者
への抗精神病薬の処方パターン」（臨床精神薬理第 16 巻 08 号、2013 年）
の例では、この研究により統合失調症の入院患者の 4 割が 3 剤以上を投与
されていることが明らかになった。また国立感染症研究所の NDB を用い
たインフルエンザ薬の処方実態の調査から、インフルエンザ発生動向を調
査する厚生労働省の定点観測調査と比べて、インフルエンザ薬の処方実態
から推計した発生頻度は定点観測調査の 2 倍以上になることが判明した。

　現在、日本ジェネリック医薬品・バイオシミラー学会の代表理事を務める筆者も学会として NDB によるジェネリック医薬品の調査を行っている。まずジェネリック医薬品の処方・調剤実態を解析するソフトを開発した上で、２年分の NDB を国に申請して全国の都道府県別のジェネリック実態調査を実施している。このように第三者提供による調査も行われてはいるが、その研究は今のところ大学や公的研究機関にしか門戸が開かれていないので、その利用範囲は極めて限定されているのが実情だ。

　こうした事情のもと NDB 利用に関して日本製薬工業協会から 2014 年 7 月に以下のような提案が厚生労働省・有識者会議に対してなされた。日本製薬工業協会など３団体は、「NDB の利用について、医薬品の市販後安全性評価並びに臨床開発での NDB 集計表の有用性の検討」が提案された。こうした提案を受けて、2015 年度からは NDB の第三者提供円滑事業が始まり、東京、大阪の２か所に NDB データ提供センターが設置され、また NDB オープンデータの提供も 2016 年から始まった。NDB オープンデータは多くの人が保健医療に関する知見に接することができるようにするため、「汎用性の高く、様々なニーズに答えられるようにするための定式化された集計表」として Web 公開するようにしたものだ。

　NDB オープンデータの集計データ対象は医科レセプト、歯科レセプト、特定健診集計結果、薬剤データが 2013 年から 2015 年の期間について都道府県別、性年齢階級別に公開され、年度ごとに順次公開されている。直近の第 7 回オープンデータでは 2020 年から 2021 年のデータが公開されている。これらはエクセル形式で公開されているので、データ加工を行うことで、公開された集計表からだけでもさまざまな医薬品の市販後情報が得られる。

　今後、この規制緩和の流れは拡大し、NDB の提供の申出者範囲の見直しなど、民間への NDB 提供の範囲の拡大などが期待されている。

参考文献

厚生労働省　レセプト情報等の提供に関する有識者会議「レセプト情報・特定健診等情報データの 第三者提供の在り方に関する報告書」 2013 年 1 月

2 NDB の研究活用事例

　本項では前項で紹介した有識者会議を経て第三者に提供された NDB の活用事例を見ていこう。前述のように NDB は有識者会議の審議を経て、大学や公的研究機関や厚生労働省などの行政機関に提供が行われている。2018 年 3 月現在で、有識者会議を経て第三者提供をされた件数は 157 件で、提供先は大学 77 件（49%）、厚生労働省等の国の行政機関が 47 件（30%）を占めている。

　このいくつかの研究利用の例を見ていこう。以下の事例は 2019 年 8 月に行われた第 2 回 NDB ユーザー会における奥村泰之氏（公益財団法人東京都医学総合研究所）の発表から引用させていただいた。

事例 1　脳卒中 t-PA 療法の都道府県差異

　九州大学の鴨打正浩らの研究事例は、2010 年度〜 2015 年度の NDB の中の、脳卒中病名を有するレセプトデータから血栓溶解を行う t−PA 療法を特別抽出して得られた NDB データを解析した研究である。t−PA の投与率の経年変化とともに、その投与率に都道府県間で大きな格差が認められることが明らかとなった。今後の t−PA 治療の均てん化に向けての基礎資料を提供したといえる。

　さて t−PA 療法は、わが国でも 2005 年 10 月から保険診療が認可され

その普及がスタートした。この治療の対象は発症3時間以内の超急性期脳梗塞患者のみである。このため脳梗塞の可能性がある患者をt-PA療法が実施できる医療機関に迅速に搬送し、病院到着後直ちに診療を開始できる急性期脳卒中診療体制の構築が必要である。

　2009年の井口保之らの全国病院におけるt-PA療法実施アンケート調査によっても、前述のNDB研究で認められたと同様、都道府県間の格差が認められた。また医療機関におけるt-PAを24時間実施できるか否かは、脳卒中診療専門医の常勤医師数に依存していることも明らかとなった。すなわち常勤医師が2人の施設ではt-PA療法の24時間実施体制可能割合は20％、5人では50％、さらに11人以上では90％の割合となっていた。以上から脳卒中診療専門医を1施設に集約する疾患センター化が必要だ。またこうした疾患センターを各都道府県に均てん化することが必要だ。

事例2　抗菌薬の使用動向

　三重大学医学部附属病院の田辺正樹らの研究事例は、2011年〜2013年の医科入院・入院外、DPCのNDBデータを用いて抗菌薬の使用動向を調査したものである。NDBデータと卸データを比較して正の相関を確かめたことと、経口薬については若年層と高齢者の使用量が他の年齢層より多いこと等を明らかにした。今後薬剤耐性（AMR）対策のアクションプランを実施するときの基礎データとして活用できる。

　抗菌剤の適正使用については、韓国の健康保険審査評価院（HIRA）におけるレセプト研究が参考になる。2005年にHIRAは韓国内の医療機関ごとの上気道感染に関する抗菌剤処方率をレセプトより抽出した。それによると上気道感染患者の70％から100％に抗菌剤処方が行われていた実態が明らかになった。このため韓国ではこうした抗菌剤の不適切な投与を

行っている医療機関名を公表したところ、2006年にはこれらの医療機関の抗菌剤使用が是正されたとのことである。AMR対策の視点から、上気道感染に対する抗菌剤使用がわが国でも問題となっている。わが国のAMRのアクションプランについては韓国のHIRAが行ったような医療機関の実名公開を行うことも参考になる。

事例３　若年者に偏っていた臨床試験データ

北里大学の成川衛らの研究事例はNDBのサンプリングデータを用いて高齢者に多い疾患を選定し、当該疾患に適応を有する医薬品（新薬）の処方状況を患者年齢別に集計したものである。このデータと新薬承認時の臨床試験データに組み込まれた患者の年齢分布とを比較してみた。臨床試験データにも一定程度、高齢者は組み入れられていたが、実際のNDBからみた患者データと比べて、臨床試験データは若年層の患者に偏っていることが明らかになった。臨床試験データの患者分布と実臨床の患者年齢分布には差があることに留意すべきだ。

臨床試験におけるサンプル数はせいぜい500例から1,000例程度の限られた人数である。しかも小児や妊婦、高齢者については除外されている。しかしひとたび医薬品が承認され上市されると、あらゆる年齢層で数十万人単位の規模で投与が行われる。我々はよく臨床試験のことを、制御された環境下における少数試験であることから「かごの鳥」試験と呼んでいる。このかごの鳥がひとたび承認されると、野山に飛び出して何十万羽の野鳥となる。こうした意味からはリアルワールドデータとは野鳥観察データともいえるだろう。かごの鳥のデータと野鳥データの違いを意識すべきことを本NDBデータ研究は教えてくれている。

事例4　エビデンス・プラクティスギャップの検証

　名古屋市立大学の頭金正博らの 2011 年の NDB サンプリングデータを用いた研究では、心血管疾患患者が腎障害を併発している場合においては、併発していない場合より腎保護性の高い ACE 阻害剤、ARB 等の降圧剤を使用するという治療ガイドラインの準拠率が高かった。しかし腎障害を併発していない心不全患者については治療ガイドラインにある利尿薬を含む多剤療法が積極的に選択されてはいなかった。NDB を活用することで治療ガイドラインと実臨床の乖離、いわゆるエビデンス・プラクティスギャップが明らかになった。

　エビデンス・プラクティスギャップとは、エビデンスやガイドラインは作成しても、それが遵守されないことには、診療の質は上がらないことを指している。医薬品についても事情は同じだ。まずすべての医師がエビデンスやガイドラインに基づいて正しく処方しているわけではない。また患者さんは処方された医薬品を正しく服用していると期待されるが、実際はそうではない。

　もちろん、全症例にエビデンスやガイドラインが当てはまるわけではない。しかし NDB を用いれば、エビデンスやガイドラインが実臨床とはどのような乖離（ギャップ）が生じているかが明らかになる。もちろん NDB 自体にもレセプト病名やデータクリーニングが必要などの問題はある。しかしこうした問題点を見込んだとしても、エビデンス・プラクティスギャップの実態を解明できるという強みが損なわれることはないだろう。

事例5　抗認知症薬の使用実態

　奥村泰之、佐方信夫らによる「日本における抗認知症薬の処方量（International Journal of Geriatric Psyhiatry 33:1286 - 1287, 2018）」では、NDB（2015 年 4 月〜 2016 年 3 月）を用いて、抗認知症薬を処方された

173 万人の患者について評価した。それによると抗認知症薬の人口当たりの処方率は年齢とともに高くなり、85 歳以上の患者への処方が 47% を占めていることが明らかになった。

　筆者も衣笠病院で外来を週 2 回行っている。また併設した老人保健施設のお手伝いもしている。老人保健施設では高齢者に抗認知症薬が長年にわたって投与されているのを見ることがある。また外来でも筆者自身、何年にもわたってドネペジルが投与されている患者さんを受け持っている。医薬品の処方ガイドラインはあるが、投与終了のガイドラインはない。高齢者の医薬品適正使用ガイドラインに抗認知症薬の投与見直しや中止ガイドラインを加えるべきだろう。

事例 6　抗認知症薬使用時の甲状腺機能検査の実施率

　佐方信夫、奥村泰之らの「抗認知症薬処方前における甲状腺機能検査の実施率（Clinical Interventions in Aging: 13：1219 -1223 ,2018）」では、認知症の鑑別診断時に必要とされる甲状腺機能検査について調査した。認知症の鑑別診断には認知症と間違われやすい低甲状腺機能症を鑑別するため甲状腺機能検査を実施すべきである。用いたのは、2015 年 4 月から 2016 年 3 月の NDB で、結果は甲状腺機能検査の実施率は 33% で、認知症疾患医療センターにおける検査の実施率は、診療所の 2.2 倍であったことが明らかになった。

　筆者も前述したように横須賀の衣笠病院で初診外来を行っている。外来にはときどき認知症疑いの患者さんも来院する。新患の認知症疑いの患者さんには認知症の長谷川式のミニメンタルテストや MRI による頭部画像診断を行う。ただ甲状腺機能検査まで行うことは確かにない。とくに低甲状腺機能症はよく認知症と間違われることは教科書的には知っていても、実際に甲状腺検査を行うことはない。この NDB 研究はこの実態を明らか

にしている。これもエビデンス・プラクティスギャップの一つだろう。

　これからは認知症疑いの患者さんをみたら甲状腺機能検査のT3,T4,TSH検査を励行しようと思う。

事例7　注意欠陥多動性障害（ADHD）におけるリタリンの投与実態

　奥村泰之らの「子どもにおけるADHD治療薬の処方実態（Epidemiology and Psychiatric Sciences.in press）」では、注意欠陥多動性障害（ADHD：Attention deficit hyperactivity disorder）の処方実態について2014年4月から2015年3月のNDBを用いて、ADHD治療薬を処方された18歳以下の86,756人について調査している。

　子どもにおけるADHD治療薬の処方率は国際間で差が大きく、米国は5.3%であるが、イタリアは0.2%である。多くの国では治療薬としてメチルフェニデート（商品名リタリン）が使用されることが多い。このADHDの日本における現状を調べたところ、日本では子どもへのADHD治療薬の投与は0.4%、そのうちメチルフェニデート塩酸塩（リタリン）の投与割合は64%であったことが明らかになった。

　国によって医薬品の使用パターンが異なる。同じような患者で国際的に同じガイドラインを用いてでもだ。以前、鎮痛剤の国際比較をして驚いたことがある。日本では鎮痛剤はロキソプロフェンナトリウムが95%以上のシェアを占めているが、欧米では6割ぐらいだった。そのかわり欧米ではアセトアミノフェンの使用が4割を占めていた。日本でのアセトアミノフェンの使用割合はコロナで増えたといえ、まだ欧米より少ない。何がこうした医薬品使用の国別差異に影響するのだろう。こうした比較研究も興味深い。

事例8　過量服用による入院の原因薬の調査

　奥村泰之らによる「過量服薬による入院の原因薬剤（Journal of Epidemiology 27 :373- 380, 2017）」では、2012 年 12 月から 2013 年 9 月の NDB を用いて、過量服薬により入院した 21,663 人の患者について調査した。それによると、入院前のベンゾジアゼピン受容体作動薬の処方率は 63% であった。75 歳以上では、ジギタリスなど循環器病薬による中毒が多かった。

　こうしたこともあり、2018 年度診療報酬改定では、過去数回の改定と同様に、医薬品の適正使用の推進が課題となり、向精神薬の長期処方や多剤処方にメスが入った。不安や不眠の症状に対し、12 か月以上、ベンゾジアゼピン系の抗不安薬・睡眠薬を長期処方している場合の処方料、処方せん料を新設した。それぞれ 29 点（通常の処方料 42 点）、40 点（通常の処方せん料 68 点）と減点となった。しかし、この減点設定には以下のただし書きがつくことになった。「ただし、当該症状を有する患者に対する診療を行うにつき十分な経験を有する医師が行う場合または精神科医から抗不安薬等の処方について助言を得ている場合等特に規定する場合を除く」。

事例9　抗不安・睡眠薬の処方実態

　荒川亮介らによる「外来患者における抗不安薬・睡眠薬の処方実態（臨床精神医学 44（7）：1003－1010, 2015）では、2011 年 10 月の NDB サンプルデータセットを用いて、外来患者（精神科 32,968 名、非精神科 649,577 名）に対する抗不安薬・睡眠薬の処方率と抗不安・睡眠薬の 2 剤以上の処方率について評価した。それによると抗不安・睡眠薬の処方率は精神科では 75%、非精神科では 14% であった。2 剤以上の多剤処方率は精神科では 55%、非精神科では 20%であった。

　事例 8 ではベンゾジアゼピンの長期処方には精神科医の助言が必要となったが、この事例で見るように、肝心の精神科医も多剤処方を行っている。誰に相談すべきなのだろうか？

事例 10　抗精神病薬の処方実態

　奥村泰之らの「統合失調症に対する抗精神病薬の処方実態（臨床精神薬理 16：1201 − 1215, 2013）では、2011 年 10 月の NDB サンプルデータセットを用いて、統合失調症患者（入院 7,391 名、外来 5,710 名）に対する抗精神病薬の 3 剤以上の処方率について評価した。

　それによると入院における抗精神病薬の多剤処方率は 42％、外来における多剤処方率は 19％であった。

2　NDB オープンデータ

　さて、このように有識者会議を経た NDB の第三者提供による研究が普及するにつれ、NDB データを有識者会議を経ずに、一般にも公開するオープンデータの動きが始まる。実際には 2016 年からは NDB のオープンデータの厚生労働省のホームページ上での公開が始まる。NDB オープンデータは多くの人が保健医療に関する知見に接することができるようにするため、汎用性の高く、様々なニーズに答えられるようにするための定式化された集計表として Web 公開するようにしたものだ。集計対象となったデータ対象は医科レセプト、歯科レセプト、特定健診集計結果、薬剤データが 2013 年から 2015 年の期間について都道府県別、性年齢階級別に公開されている。集計表には医薬品データの都道府県別の公表事例もエクセル形式で公開されている。これをダウンロードしてデータ加工を行うことで、公開された集計表からだけでもさまざまな医薬品の市販後情報が得られる。

　たとえば NDB オープンデータ（2015 年〜 2017 年）を用いた抗インフルエンザ薬の使用状況、処方患者数の推移、都道府県別の差異について見た事例がある。これによるとイナビル、タミフル、リレンザ、ラピアクタの順で使用され、経年的にはイナビルの処方が伸びていることがわかる。またそれぞれの医薬品の都道府県別シェアの差異もあることがわかる。

　さて、RWD の国内の研究の現状について振り返ってみた。RWD を用いた研究は日本ではまだまだ始まったばかりの領域だ。しかし今日、NDB のスタートとその活用の拡大が期待される中、急速に関心を集めている領域でもある。実臨床に関連するデータベースはさまざまな形式で格納され、しかも散在している。そして、これらのデータベースをリンケージすることで巨大な医薬品に関する RWD が出現する。こうした次世代データーベースを活用して医薬品の使用後の調査研究をはじめとして、医薬品の研究開発、市場予測、販売促進等のマーケティング、医薬品の適正使用に、今後ともぜひとも利活用したいものだ。次項ではこれらの取り組みの最先端である次世代医療基盤法を見ていこう。

参考文献

1 ）奥村泰之　NDB を用いた臨床疫学研究の留意点　第 2 回 NDB ユーザー 会 発 表 資 料 2019 年 8 月 23 日（https://www.slideshare.net/okumurayasuyuki/ndb-165968308）
2 ）井口保之ら　急性期脳卒中患者受け入れ体制に関する全国病院実態調査研究　脳卒中 31：141—147，2009

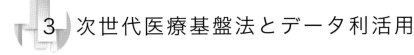

3 次世代医療基盤法とデータ利活用

　次世代医療基盤法は 2017 年に成立し、2018 年 5 月より施行されている。

次世代医療基盤法とは、国から認定を受けた事業者が医療機関等から電子カルテ等の医療情報を集め、そしてそれを名寄せの上、患者本人と特定できないように匿名加工を行い、データベース化する。そのデータベースを研究者や企業などが、健康・医療分野における研究開発に利活用することを目的とした法律だ。

　法律が施行されて以降、国の認定事業者には以下の2つの事業者、一般社団法人ライフデータイニシアティブと一般財団法人日本医師会医療情報管理機構が認定されている。

　本項では、次世代医療基盤法の概要と、認定事業者の現状を、他の公的データベースや民間データベースのそれと比較しながら見ていこう。また次世代医療基盤法は施行後5年をめどに見直しが計られることになっている。その見直しの検討の現状についても見ていこう。

1　次世代医療基盤法の概要と三つの特徴

　次世代医療基盤法の正式名称は「医療分野の研究開発に資するための匿名加工医療情報に関する法律」である。本法では以下の通り目的と概要を定めている。医療分野の研究開発に資するため、匿名加工医療情報に関し、匿名加工医療情報作成事業を行う者を認定し、医療情報及び匿名加工医療情報等の取り扱いに関する規制等を定めている。そしてこれをもって健康・医療に関する先端的研究開発及び新産業創出を促進することとしている。

　では次世代医療基盤法の三つの特徴を、同法に基づいて作られたガイドラインから、見ていこう。一つ目の特徴は、多様な主体から多様なデータを収集し「名寄せ」することが可能な点である。同法律では認定事業者は、高い情報セキュリティを確保した上で、医療機関等から電子カルテ情報、レセプトデータ、画像情報、健診情報を顕名のまま収集し、同一人を

名寄せの上、復元不可能な匿名加工を施した上でデータベースを構築する。収集元は病院、診療所等の医療機関ばかりでなく、介護施設、地方公共団体や学校など様々な主体が含まれる。こうした様々な場所に分散保存されている情報を名寄せをした上で、連結解析できることが大きな特徴だ。

　二つ目の特徴は、そのデータの大規模性である。認定事業者の要件として、収集するデータは医療の診療結果などのアウトカム情報を含む医療情報を少なくとも年間100万人以上の規模で収集できることが要件となっている。このため保健医療介護のビッグデータの構築が期待できる。

　三つ目の特徴は、国の認定を受けた民間法人が運営を行い、その利活用の手続きが合理化されていることである。たとえばデータの利活用に際しては必要な匿名加工を民間の認定事業者の責任で実施するとしている。また外部からのデータの利活用の要望の是非については認定事業者の中に設置された委員会で審査される。このためデータ利活用者が改めて倫理審査委員会の承認を得る必要はないことも利点のひとつだ。

　なおデータを提供する医療機関等はあらかじめ本人に認定事業者への情報提供を通知し、本人がその提供を拒否しない限り、認定事業者に対して医療情報を提供することができるというオプトアウト方式を取っている。

2　認定事業者

　次に認定事業者について見ていこう。次世代医療基盤法によって匿名加工医療情報を取り扱うことができる事業者を「認定匿名加工医療情報作成事業者」（以下、認定事業者）と呼ぶ。認定事業者はさらに認定受託事業者に委託することができる。現在、認定事業者として冒頭に述べたように二つの事業者が認定されている。一般社団法人ライフデータイニシアティブ（LDI）と一般財団法人日本医師会医療情報管理機構（J-MIMO）の二つである。LDIは2018年4月に設立した法人（京都市）で、株式会社

NTT データが認定委託事業者となっている。2022 年現在、国立病院機構等を含む 53 医療機関、123 万人の電子カルテ、レセプト、DPC データ等を集めている。一方 J-MIMO は 2019 年 3 月に設立した法人（東京都文京区）で、認定委託事業者は ICI 株式会社（東京都文京区）で、診療所を中心に 51 施設、17 万人の電子カルテ等の情報を集めている。

LDI の匿名加工医療情報については、すでに大学や製薬企業など民間企業より 14 件の利用申請があり、疫学研究、フィージビリティ・スタディ、データベース研究などに活用されている。

3　公的・民間の医療情報データベースについて

次世代医療基盤法による医療情報データベースは 2018 年度よりスタートした。これまでにも次世代医療基盤法のデータベースと類似した以下のような公的あるいは民間の医療情報データベースがすでに稼働している。MID-NET、NDB、介護 DB、CIN、株式会社 JMDC（JMDC）、メディカル・データ・ビジョン株式会社（MDV）など。これらの DB の概要とその特徴を見ていこう。

（1）MID-NET（Medical Information Database Network）

MID-NET とは、2011 年に厚生労働省と独立行政法人医薬品医療機器総合機構（PMDA）が作った医療情報データベースだ。全国 10 拠点の協力医療機関と連携していて、約 536 万人（2020 年 12 月時点）の電子カルテやレセプトデータ、DPC データ、300 以上の検査データ項目の結果値を蓄積、解析することが可能だ。2018 年 4 月より本格運用が開始されている。

本データベースは行政や製薬企業において医薬品の副作用などの安全対策に利用されることが主な目的だ。それ以外にも大学における学術研究分野への活用も期待されている。このため MID-NET の利用状況は行政 87 件、企業 4 件で主に医薬品の製造販売後調査に用いられている。ただその

利用料は高額で 1 件あたり 4000 万円といわれている。

　もともと MID-NET は、米国の医薬食品局（FDA）が、2008 年から医薬品安全モニタリングのための国家プロジェクト「センチネル・イニシアティブ」をモデルに構築された。センチネル・イニシアティブでも、電子カルテ、保険請求データベース、検査データベースなど散在している各種データソースを素早く確実に検索し、医薬品の安全性情報を得ることが可能としている。

(2) NDB（レセプト情報・特定健診等情報データベース）

　NDB は「高齢者の医療の確保に関する法律」を根拠として、2009 年より稼働している。特定健診および特定保健指導情報、ならびにレセプト情報を保険者より集め、厚生労働省保険局において管理されるデータベースである。 もともと、NDB は医療費適正化計画を策定するための資料という位置付けで構築されたものである。

　登録データ件数はレセプト約 206 億件、特定健診データで約 3.2 億件（2021 年 3 月時点）で、傷病名、医薬品、健診結果データ等が参照できる。ハッシュ関数により個人名は匿名化してあるが、ハッシュ関数により生成された ID で匿名のもとでも個人の紐づけが可能だ。

　同データベースは行政機関による法定使用以外に、第三者の大学や公的研究所による活用も認められている。第三者利用については国の有識者会議を通じてその審査が行われている。同データベースによる研究は 300 件以上、論文数も 200 件以上に達している。また NDB データから汎用性の高い基礎的な集計表を作成し、「NDB オープンデータ」として 2016 年より Web 上で一般にも公開されている。前項で NDB 研究事例を記載しているので参照してほしい。

(3) 介護 DB（介護保険総合データベース）

　介護 DB は 2013 年から要介護認定情報、介護給付費明細書（介護レセ

プト）等の電子化された情報を、ハッシュ関数で匿名化した上で市町村から最初は任意で提供を求めるデータベースとして構築された。これが2017年介護保険法等の改正により、2018年からは市町村によるデータ提供が義務化され、現在介護レセプト11億件、要介護認定情報0.6億件を収集している。データの第三者提供も2018年より行われていて、その利用状況も18件ほどある。さらに2019年の健康保険法の改正により2020年からは前記のNDBとの連結解析が可能となった。これで医療介護を一気通貫する世界的にも例をみない巨大データベースが出来上がることになる。

　また介護関連データベースには、以下のデータベースが運用されている。ひとつは通所・訪問リハビリテーションの質評価データ収集等事業（VISIT）である。VISITは2017年から通所・訪問リハビリテーション事業所から任意でリハビリテーション計画書等の情報提供を求めるデータベースとして収集を開始している。ふたつめは高齢者の状態・ケアの内容等のデータを収集するシステム（CHASE）である。CHASEは高齢者の状態・ケアの内容等のデータ収集を目的として、「科学的裏付けに基づく介護に係る検討会」が2019年に定めた30項目に関するデータを収集するシステムで2020年から運用が開始されている。このVISITとCHASEのデータベースが2021年から統合され「LIFE」となって運用を行っている。詳細は第3章の「科学的介護とLIFE」を参照されたい。

（4）CIN（クリニカル・イノベーション・ネットワーク）

　CINは、疾患登録システム（患者レジストリ）を臨床開発に利活用することで、国内における医薬品・医療機器等の臨床開発を活性化させることを目指したシステムだ。2017年より厚生労働省の主導のもと、日本医療研究開発機構（AMED）、クリニカル・イノベーション・ネットワーク推進事業がそのデータベース運営を行っている。データ元の患者レジスト

リは患者の実態把握や臨床研究、医薬品の製造販売後調査など様々な目的に応じて作成されている。こうした患者レジストリはわが国ではそれぞれの目的に応じて大学、学会や各研究グループごとに独自にレジストリを構築し運用を行っていて、その集約化が行えていなかった。このためクリニカル・イノベーション・ネットワーク推進支援事業において、国内の患者レジストリの情報をひとまとめにした「患者レジストリ検索システム」として公開するようになった。登録データ件数は 684 件（2020 年末時点）で、利用状況は大学や研究所等が 54 件、企業が 16 件、行政その他で 5 件の利用がされている。

（5）株式会社 JMDC（JMDC）

　ここからは民間データベースの代表例を見ていこう。株式会社 JMDC 社は 2002 年から、健保データ、レセプト、DPC データをおよそ 1,400 万人のデータを 2022 年 2 月時点で収集している。保険者データベースは健康保険に所属する加入者の台帳、加入者が医療機関を受診した際に発行される全レセプト、健康診断結果を基に構成されている。患者が受診医療機関を変更しても、レセプトデータを通じて患者を追跡することができる。医療機関データベースは契約医療機関を受診した全患者のレセプトと DPC 調査データで構築されていて、契約医療機関は 2022 年 2 月時点で 541 施設となっている。患者データは匿名化されていて、主に製薬企業や研究者がデータベースへのアクセスライセンスを購入して利用している。累積契約企業数は 50 社以上にのぼる。主に医薬品の製造販売後調査、疫学研究、マーケティング等に利用されている。

（6）メディカル・データ・ビジョン株式会社（MDV）

　メディカル・データ・ビジョン株式会社は 2003 年から、DPC データ、検査データ、レセプトデータ等をおよそ 3,800 万人のデータを登録している。全国約 1,750 の DPC 対象病院のうち 438 病院のデータを匿名で収集

しており、健保組合では124の組合の患者データを収集している。利用状況は製薬企業など118社と契約を結んでいる。

4　次世代医療基盤法によるデータベースのメリット・デメリット

さて、ここからはコンサルティング会社のシード・プランニングが2022年3月に行ったデータベースのユーザーヒアリングを「デジタルヘルスに関する環境整備に係る調査」（令和3年度産業経済研究委託事業）から見ていこう。ヒアリングは次世代医療基盤法による医療情報データベースや上記で述べた各種医療情報データベースとの比較に関して有識者やデータベースユーザーである製薬企業、開発業務委託機関（CRO）、医療機器企業にヒアリングを行っている。

研究者のヒアリングの中で、医療情報データベースの二次利活用に詳しい九州大学病院メディカル・インフォメーションセンターの中島直樹氏は以下のように述べている。次世代医療基盤法のデータベースを、ePath事業でクリニカルパス標準データモデルの開発及び利活用で利用したところ、以下の印象をもったという。「次世代医療基盤法では名寄せが可能である点が一番のメリット。名寄せをした方が効果がある場合は、次世代基盤法のデータベースにメリットがある」、「特に医療機関が自治体単位で、大きい病院からクリニックまで情報収集することで医療の詳細を追う場合には次世代医療基盤法のデータベースが効果的だ。まず名寄せが出来るようなデータ収集を推進すべきだ」、「匿名加工ばかりが注目されるが、匿名加工は他のデータベースでも実施されている。しかし健康医療情報に関しては複数施設からデータを取得し、名寄せをし、ビッグデータに匿名加工できるのは認定事業者のみであり、他の仕組みとの大きな違いである」。

一方、デメリットとしては「次世代医療基盤法の最大の課題は、医療情報の標準化の遅れだ。次世代医療基盤法で集められたデータは標準化され

ていないものが大半で研究には使いづらい」。特に電子カルテ情報など
は、各医療機関で使用されいる電子カルテベンダーは 15 社以上にもまた
がっているため、共通フォーマットにデータを書き出すためにも多大なコ
ストが発生する。これらは認定事業者側の負担になるので、ユーザー側の
利用料にも跳ね返ることになる。

　次に NDB の第三者提供に初期から参加している京都大学医学部附属病
院診療報酬センターの加藤源太氏は以下のように述べている。「NDB の良
い点は仕様がひとつであり、ルールさえ熟知していればデータ利用ができ
る。一方、次世代医療基盤法のデータは電子カルテの仕様や規格が多種多
用で、データによっては入っていない項目もある。アーカイブとしてはそ
れでよいが、利用者からは『使えない』という話になってしまう」、「次世
代医療基盤法や NDB というデータベースを垣根なしに、横断的に使える
仕組みを作ってほしい」。

　また製薬企業各社のヒアリング結果は以下である。製薬企業各社は研
究、開発、安全管理、マーケティングなど様々な業務で医療情報データ
ベースを活用している。特に基礎研究や疫学研究、メディカルアフェアー
ズ領域の利用が多い。このため主に MDV や JMDC など民間事業者のデー
タベースを活用している。また製薬企業から医療情報関連業務の委託をう
ける開発業務受託機関（CRO）も、医療情報データベースを活用してお
り、MDV、MID-NET、JMDC を活用している。

　こうした製薬企業等の関係者からは次世代医療基盤法のデータベースに
ついては、以下の意見が聞かれた。「民間データベースと異なり、次世代
医療基盤法のデータベースでは薬事申請に利用できるという期待感があっ
た。しかしデータの信頼性担保については、匿名加工化、カルテレビュー
不可などから難しくなっている」、「とくに薬事目的のデータベース利用は
製造販売後調査が一番多いが、データの信頼性を示す必要があり、次世代

医療基盤法のデータ利用は難しい。というのも医療機関が持っているソースデータに対して認定事業者が持っているデータベースが完全一致しているかどうかなどの検証ができないからだ」、「次世代医療基盤法では、匿名化データとして利用者に渡ることから、臨床開発や製造販売後調査など顕名での実施が望ましい薬事分野に利用するのは難しい」。一方、「他の民間データベースと同様、自主的な研究用途との相性の良さはあるだろう」との意見もあった。

また CRO によれば「次世代医療基盤法に限らず民間データベースも MID - NET も薬事に本当に使えるものはほとんどない」と辛口の意見を述べている。また医療機器企業関係者は以下の AI の教師画像の取得についても以下の懸念を述べている。「画像所見の信頼性が大事だ。アノテーション（注釈）が付いていたとしてもどの医師が診断したデータであるかが知りたい」。

また次世代医療基盤法のデータベースについての指摘では「現状の認定事業者では病院では DPC 病院中心で、診療所などのプライマリケア領域のデータが少ない。これは診療所の電子カルテ化の遅れが理由だ」などと述べている。

以上より次世代医療基盤法によるデータベースの利活用する際の課題は以下にまとめられる。①薬事領域での使いづらさ（アウトカムデータの不足、匿名化により元データに戻れない事など）、②非構造化データの加工の困難さ、③データコーディングの標準化が、グローバルを含めてなされていない事、④コストパフォーマンスの点。

以上、関係者のヒアリングを見てきた。中でも代表的な意見は、九州大学病院の中島直樹氏の以下の意見だ。「次世代医療基盤法の最大の課題は、医療情報の標準化の遅れだ」、「今はデータが孤立している状態で、これらを沢山集めてもその二次利用は困難だ。複数施設で一次利用ができる

くらいに標準化されたデータとなれば、データの二次利活用もうまくいく」。つまりデータ標準化がカギとなることを指摘している。

5　次世代医療基盤法の見直し

次世代医療基盤法の附則において 2018 年施行後 5 年、すなわち 2023 年にその見直しが規定されている。このため次世代医療基盤法の見直しのため、健康・医療データ利活用基盤協議会の下に次世代医療基盤法検討ワーキンググループを設置し、同法に基づく認定事業の運営状況や課題等を明らかにし、その見直しの必要性やその内容について検討が行われている。次世代医療基盤法の見直しの方向性について、2022 年 6 月の次世代医療基盤法検討ワーキンググループの「中間とりまとめ」から見ていこう。

中間とりまとめでは以下の 3 項目について述べている。①匿名加工医療情報の利活用、②多様な医療情報の収集、③認定事業者による確実な安全管理措置の実施。

（1）匿名加工医療情報の利活用

医療情報の中でも症例数が少ない情報や特異値等など個人情報が推定できるような情報は削除しなければならないことになっている。このためこれらの情報が活用できないこと、個別の匿名加工医療情報の信頼性を確認したい場合に、カルテなどの元となる医療情報に立ち返った検証ができないこと、ゲノムデータはそのものが個人識別情報に該当することから、取り扱いが困難なことがあげられる。こうした情報を利活用する方策の検討が必要だ。こうした情報を扱う上では、認定事業者による利活用者の不適切な利用の規制強化を行うことを前提とした上で、匿名化の在り方について制度的根拠についても再検討する必要がある。また運用上の工夫の一つとしては、オンサイトセンターなどの利活用者の情報取り扱いの範囲を制限した環境下での、匿名加工情報または統計情報のみが提供される範囲内

でのゲノム情報を含む医療上の検索、解析を行う環境の提供などが考えられるとしている。

　また薬事目的での利活用においては利活用者が承認申請に用いた情報の元データに立ち返る必要がある。こうした薬事対応についても検討すべきであるとしている。また認定事業者のデータベースを薬事目的で活用するための実証調査研究を実施すべきとしている。

　さらに利活用者が情報を探索・活用しやすくするための認定事業者が保有するデータベースのデータカタログの公開が必要としている。また利活用者がオンラインセンターにリモートアクセスして新たな活用事例を探索できるような取り組みを検討すべきとしている。

（2）多様な医療情報の収集

　医療機関からの参加を促すにあたっても、オプトアウト通知の在り方も検討する必要がある。医療機関の通知内容のホームページの掲載や通知文書の窓口での据え置きなど複数の手段で行う必要がある。また多様な協力機関を増やす。さらに現在は次世代医療基盤法のデータベースは病院や診療所といった医療機関からの医療情報の取得が中心であるが、今後は自治体や学校健診情報等のデータの連結等も必要だ。すでに青森県弘前市、神奈川県逗子市の国民健康保険の健診情報や介護保険情報が認定事業者に提供されることになっている。こうした好事例の横展開を図るべきとしている。こうした自治体や学校等に対しても本人に確実に通知をし、オプトアウトの機会を確保した上での情報提供を求めていくべきとしている。

　また現在は次世代医療基盤法では、NDB 等の公的データベースとの連結が認められていない。すでに 2020 年 10 月には NDB と介護 DB との連結解析が認められ、さらに 2022 年 4 月からは DPC データベースとNDB、介護 DB の連結解析も開始されている。さらにそれ以外の全国がん登録データベース、指定難病患者・小児慢性特定疾病児童等のデータ

ベース、MID-NET、死亡情報についても連結が検討されている状況の中
で、次世代医療基盤法のデータベースとこれらのデータベースとの連結を
検討すべきとしている。

　特に死亡情報については、本人に通知する前にすでに死亡した者につい
ては次世代医療基盤法に基づく医療情報の提供が不可能となっている。こ
うした死亡情報の取得についても検討すべきとしている。

（3）次世代医療基盤法データベースのこれから

　匿名加工及び情報セキュリティに関する基準を明確にして、認定事業者
間での開発や共有、情報集積を行うべきとしている。同時に国の運用指針
による明確化も進めるとしている。

　以上、次世代医療基盤法のデータベースを他の医療情報データベースの
比較の上で見てきた。厚生労働省では現在、次世代医療基盤法の見直しに
あたって、データの薬事承認への活用推進へ向けて、データのPMDAへ
の提出とPMDAが事業者に元データを紹介できる仕組みを検討するとし
ている。また次世代医療基盤法のデータとNDBや介護DBとの連結解析
も検討するとしている。

　さて次世代医療基盤法のデータベースの最大の特徴は、医療機関ばかり
でなく、自治体、学校などのさまざまな機関に分散されている情報を名寄
せによって個人ごとに統合できる点だ。個人のデータは現在は、国、広域
自治体、市町村、学校、病院、介護施設などばらばらに保管されている。
このため母子手帳、乳幼児健診、学童児健診、医療機関のカルテ、レセプ
ト、がん登録など疾患レジストリ、ワクチン接種記録、介護記録や介護認
定の記録、死亡情報等はそれぞれ別保管となっている。これを次世代医療
基盤法によって名寄せによって一か所に集めることができれば、まさにラ
イフコースデータが完成する。

　こうしたライフコースデータは臨床的にも疫学的にも、公衆衛生政策上

も価値あるデータベースとなることは間違いない。今後の次世代医療基盤法に基づくデータベースの将来性に期待したい。

参考文献

株式会社シード・プランニング「デジタルヘルスに関する環境整備に係る調査」（令和3年度産業経済研究委託事業）2022年3月

厚生労働省　次世代医療基盤法検討ワーキンググループ 中間とりまとめ　2022年6月3日

4 NDB と死亡データの連結

　先年、フィンランドのヘルシンキ大学病院を訪問したときのことだ。日本から留学中の循環器内科の医師から TAVI（経カテーテル的大動脈弁置換術）の現地レクチャーを受けた。その時、医師が「この TAVI の患者の長期予後を見て見ましょう」という。電子カルテ上で死亡データベースにアクセスするとなんとその患者の死亡の日時や死因が一瞬で表示された。これには驚いた。

　さて治療の成果を決める最終アウトカムは生存か死亡かのデータだ。特に死亡データは治療成績を評価するための必須情報だ。しかしこうした死亡情報を日本で集めるのは大変だ。人が亡くなった場合、死亡届は死亡場所の自治体に届けられる。そしてその死亡届は国の人口動態統計に用いることはあっても、第三者の研究者が簡単にアクセスして利用する仕組みにはなっていない。このため冒頭に述べたようにフィンランドで電子カルテのエンターキーを押すだけで予後がわかったのはまさに驚きだった。

1　死亡データの必要性

　こうした死亡情報は新しい医薬品の開発や市販後調査にも必須だ。がん
や心疾患等の治療目標は延命や死亡率の低減だ。このために治療成績を評
価するには、死亡情報は必須と言ってよい。たとえば新薬の開発のための
臨床試験では限定された数の患者に対して、限られた期間内での観察結果
からその成績を解析する。しかし最近では保険者が保有する特定健診情報
やレセプト情報からなるナショナルデータベース（NDB）などのリアル
ワールド・データが新薬開発や市販後調査にも使われている。しかし現在
の NDB には死亡情報が反映されていない。このため死亡情報をこれらの
データベースと連結する必要がある。自治体が保有している死亡診断書や
死体検案書に基づく死亡情報を NDB に連結することが必要だ。

　こうした NDB に死亡情報を連結する提案が 2022 年 2 月 24 日の規制改
革推進会議の医療・介護・感染症対策ワーキングにおいて、製薬団体など
が参加する経団連からなされた。この連結に対して厚生労働省も前向き
だ。NDB と患者の死亡情報を連結・解析できる仕組みの検討を 2022 年度
から開始するとしている。

　連結にあたっての主な論点は、それぞれのデータベースが第三者提供の
目的や範囲が異なる中での対応方法や、連結するための共通の識別子をど
うするか、氏名を明らかにしている顕名の死亡届と連結した場合の NDB
の匿名性維持の方法などが論点となる見通しだ。

2　海外の死亡情報データベース NDI の活用事例

　実は海外ではすでに死亡情報の連結が米国やオーストラリアでは実施さ
れている。米国では 1979 年から死亡情報の検索システムが稼働してい
る。それが米国の全国死亡指標（NDI:National Death Index）だ。米国で
は、この NDI を用いて、各州の統計情報局に保管されている死亡者の氏

名、性、生年月日、住所、社会保障番号などの指標との記録照合により、対象患者の死亡情報の追跡調査を行えるようにしている。

　もともとNDIは疫学者やヘルスケア研究者が死亡情報にアクセスし、その研究を支援する目的で国立保健統計センター（NCHS）が州当局と協力して構築したものだ。米国NDIでは1979年から現在に至るまで以下の範囲のデータを保持している。全米50州、コロンビア特別区、ニューヨーク市、プエルトリコ、米領バージン諸島のすべての死亡記録、グアム、アメリカ領サモア、北マリアナ諸島の特定の年の記録、米軍関係者の国外死亡者データなど。またNDIによって得られる情報は、患者が死亡した州名、死亡日、対応する死亡診断書番号、NDIプラスサービスでは死因情報などである。

　またオーストラリアでも1980年以降、国立健康福祉研究所（AIHW）において全豪で発生したすべての死亡の記録である豪州NDIを保持して、研究者の利用に供している。

　こうした米国やオーストラリアのNDIを用いた研究のいくつかを紹介していこう。

　まずNDIのがんの予後調査研究への活用である。2019年に行われた、米国のNDIを用いて前立腺がんの前立腺切除術を受けた男性の予後を追跡した例である。1982年から2016年の間に8つの退役軍人医療センターでの前立腺がん切除例5,009人の患者をNDIで追跡した。その結果と退役軍人医療センター病院で追跡していたがん登録データベースと照合して検証した。するとNDIが正確な死亡日を提供していることが判明した。一方、死因については両者の間で一部不一致があったと報告している[1]。

　わが国でも死亡情報データベースが利用可能になった暁には、まず既存のがん登録データとの一致率を確かめることで、データベースの信頼性の検証を行うことになるだろう。

　循環器疾患の長期予後調査にも米国のNDIが用いられている。2014年までのファロー四徴症の多施設コホート研究の患者登録をNDIで生存確認を行った。それによれば、ファロー四徴症の外科手術3,283人の患者の25年生存率は94.5％と算出された[2]。

　オーストラリアNDIを用いて、肺動脈弁置換においてブタ弁とヒト弁の長期予後の比較研究では、1991年から2017年までの232人の患者についてNDIから死亡原因と死亡日を取得した。結果はブタ弁とヒト弁で長期予後に有意差がないことが示された[3]。

　1998年から2009年までの米国のNDIと米国の全国健康インタビュー調査のデータ連結から以下が明らかになった。身体活動のガイドラインを満たしている喫煙者は、すべての原因による死亡リスクが29％低く、心血管疾患による死亡リスクが46％低くなった。またがんによる死亡リスクも26％低いことが明らかになった[4]。

　同じ米国NDIと米国の全国健康インタビュー調査のデータ連結を用いて以下も明らかになった。50万人の成人男性中の退役軍人と非退役軍人の粗自殺率は、10万人年あたりそれぞれ26.2％と18.8％であった。これを年齢、人種、調査年の違いを調整した後の調整自殺リスクを比較したところ、退役軍人と非退役軍人の間で有意な差はなかった[5]。

　以上、NDIを活用したいくつかの研究を振り返った。疫学研究においては、一定集団を長期間の追跡によってはじめて結果が得られることが多い。こうした長期追跡調査ではしばしば欠損値が生じる。このため長期予後の調査データを完全な形で収集することは極めて困難だ。こうした欠損データを補うのが、死亡情報との連結だ。

　実際に米国の研究でも、冠状動脈バイパス手術を受けた1.4万人の患者のうち2,300人が追跡不能となった。この患者のNDIデータを取得し、元のデータによる生存率とNDIで拡張して求めた生存率を比較する研究

が行われた。それによるとNDIにより855人の追加死亡が明らかとなり、追跡期間の合計を86,810年から102,157年に増加することができた。結果的には生存推計値は元のデータとNDIで拡張されたデータの間では違いはなかった。しかしNDIによりデータの信頼性が向上したことは間違いはない[6]。

　さて先述したように、わが国でも2022年度よりNDBデータと死亡情報の連結の検討が行われる。これまで、わが国では死亡情報を含む人口動態統計使用に当たっては、厚生労働省を経由し、総務省に目的外使用に関する申請を行い、認可を得て情報を入手することとなっていた。しかし、その申請から認可までに要した期間は、平均11.8か月であり、極めて時間のかかるものであった。

　これに比し、米国ではNDI研究でみたように、研究者が死亡情報を容易に手に入れ、多くの医学研究が行われている。こうした事情から日本版NDIを構築する動きも始まろうとしている。ただ日本版NDIにはいくつかのハードルがある。まず日本の死亡統計ファイルにはこれまで氏名が入力されていなかった。このため死亡統計ファイルとの記録照合は不可能であった。しかし、2003年1月より厚生労働省が進めている人口動態オンライン報告システムでは、死亡小票に氏名が入力されるようになった。この識別子を充実させて全国的な運用を図れば、日本版NDIの基盤が整うこととなる。一刻も早く死亡統計ファイルとの記録照合の識別子の技術的整備や、制度的な検討を早急に開始してほしい。さらに日本版NDI活用の手順の標準化・マニュアル化も早急に進めてほしいものだ。

　こうして日本版NDIが整備されれば、NDBを始めとして、全国がん登録データベース、小児慢性疾患データベース、指定難病データベース等のデータベースとの連結により、わが国の保健医療分野における疫学研究が飛躍的に進展し、数々の政策提言に結び付くことは間違いない。

参考文献

1) D.Moghanaki et al：Prostate Cancer Prostatic Dis.22（4）：633―635，2019)

2) CA.Smith et al JAMA　Cardiol.2019　Jan1;4（1）：34 – 41

3) A.Thuraisingram et al Eur J Cardiothorac Surg 2021 Oct22;60（4）:939-946

4) M.Siahpush et al.　J Phys Act Health　2019、Oct1.16（12）：865 – 871

5) AmJ　Public Health 2012 Mar.102　Suppl1 S154 -9

6) Y.Wu　et al.Ann Thorac Sug. 2008 Apr;85（4）:1256-60

──── コラム　ハッシュ関数 ────

　NDBでレセプトデータと特定健診データの2つのデータの間で、個人を匿名化した上で同一人を突合する際に用いたのがハッシュ関数である。ハッシュ（Hash）とはハッシュドビーフでおなじみの肉を細かく切ってまた固めるという意味だ。レセプトデータと特定健診データの個人を特定できる生年月日、性別、氏名、保険者番号、被保険者番号、記号番号等をもとに、乱数表を使ったハッシュ関数でハッシュ値を発生させる。このハッシュ値は疑似乱数で一定の長さをもつ。これを個人IDの代替として使うことにした。このハッシュ値は、同一人であればレセプトデータと特定健診データからそれぞれ発生させたハッシュ値は同一で個人の紐づけができるはずだった。

　ところがそうはいかなかった。これを指摘したのは会計検査院で2015年の9月のことだ。会計検査院はこの突合率を調査した。すると保険者ごとに差はあったが、なんとその突合率の平均は2011年で19.9%、2012年では24.9%、全体の4分の1しか個人を突合できていなかったという「驚きの事件」だった。まるで推理小説のような事件

だ。どうして突合ができなかったのだろう？

　理由はレセプトデータと特定健診データで個人識別子の入力の方式が異なっていたことだ。入力が全角か半角かの違い、漢字氏名かカナ氏名、名前が新字体か旧字体の違い、結婚によって姓が変わった場合、または誤記などで、ハッシュ値がレセプトデータと特定健診データで異なり個人を突合ができなかったのだ。

　このため今日ではこの教訓を活かして、保険者番号・記号番号・生年月日・性から発生させるハッシュ値①と氏名・生年月日・性別から発生させるハッシュ値②を使い、データの突合精度をあげている。しかしこれでも記号・番号と氏名ともに変更があった場合には対応は不可能だ。

　さて、マイナンバーを使っていたらこんなことにはならなかっただろうと思う。国民共通番号の必要性を改めて感じさせられたハッシュ関数事件だった。

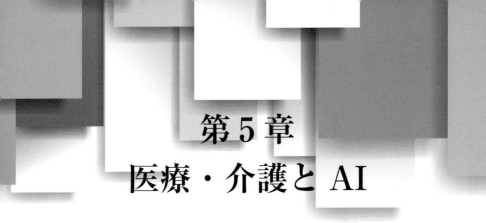

第5章
医療・介護と AI

1 医療 AI の重点 6 分野

　2022 年 10 月、医療 DX 推進本部がいよいよスタートした。医療 DX 推進本部の 3 つの柱は全国医療情報プラットフォームの創設、電子カルテ情報の標準化等および診療報酬改定 DX であるが、同時に医療 AI 等の新技術の開発もその柱の一つである。

　今回は医療分野の人工知能（AI：Artificial Intelligence）の現状と課題について見ていこう。医療における AI 重点分野には以下の 6 分野がある。①ゲノム医療、②画像診断支援、③診断・治療支援、④医薬品開発、⑤介護・認知症、⑥手術支援。

1　AI の歴史

　各論に入る前にまず AI のこれまでの歴史を押さえておこう。現在の AI の歴史には 1950 年からスタートしたニューラルネットワーク研究にその源流を求めることができる。この流れは人の「パターン認識」に着目して、脳の神経細胞のネットワークをコンピュータ上で実現する「人工ニューラルネットワーク」のアプローチだ。この人工ニューラルネットワークのプロトタイプが 1958 年にできた「パーセプトロン」という脳の

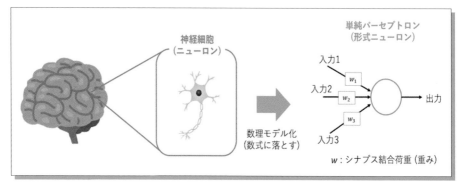

図表 5-1

ニューロンの回路モデルを模した数理モデルである。パーセプトロンは入力した画像を識別する仕組みだ（図表5-1）。

　このパーセプトロンは教師データを基に自動的に入出力関係を学習するシステムである。しかしパーセプトロンの限界も同時に明らかになり、次の展開の第2次ニューロンブームにまでその飛躍を待たなければならなかった。第2次ニューロンブームの飛躍は1980年から90年にかけて起きる。パーセプトロンの教師データを出発点とする欠点を克服したのが、「誤差逆伝播法」という学習アルゴリズムである。誤差逆伝播法は、ニューラルネットワークの出力と教師データの誤差を減らすための方法論である。こうした方法論をもとに現在の第3次ニューロンブームの深層学習（ディープラーニング）につながることになる。深層学習もパーセプトロンのような機械学習の手法の1つだが、決定的に違うのは、機械学習では、人間が教師データを与えてデータの特徴を規定しているのに対して、深層学習では機械がデータの特徴を自動的に判断する仕組みになっていることだ。この深層学習の成果は、ニューラルネットワークを8層に重ねて構築した人間の顔認識ソフト「AlexNet」の完成だ。このソフトは2012

年に画像認識コンテストで、顔認証のエラー率を機械学習のエラー率を
15％までに減少させることに成功し注目を集めた。その後、エラー率は
年々減少し続けている。このようにして深層学習は、集めることのできる
画像や音声データの飛躍的な増加とコンピュータの演算能力の進歩に支え
られて、現在の AI 技術が一気に開花した。

2　医療 AI の重点 6 分野

　こうして AI 技術の医療分野への応用が様々な領域で進んでいる。この
AI の医療分野における重点分野について見ていこう。ここからは厚生労
働省で 2017 年 6 月にまとめられた「保健医療分野における AI 活用推進
懇談会」（座長：間野博行国立がん研究センター研究所長、以下「AI 活用
推進懇談会」）の報告書をもとに見ていこう。

　AI 活用推進懇談会では、2017 年 1 月から 4 回の会議を経て、同年 6 月
に報告書をまとめている。その中で図表5-2 のように 6 つの重点領域を定
めて、その実施可能性やその実施の障害となるロードブロックの検討と今
後の施策の展開とその課題について検討を重ねている。6 つの重点分野は
以下である。①ゲノム医療、②画像診断支援、③診断・治療支援、④医薬
品開発、⑤介護・認知症、⑥手術支援。

　中でも①ゲノム医療は欧米に比べてわが国では取り組みの遅れている分
野である。このゲノム医療で実用化の最も近いのは「がん」である。この
実現へ向けた推進体制の構築を求めている。②画像診断支援では、日本の
アドバンテージである診断系医療機器により蓄積された大量の画像データ
のデータベース構築を求めている。③診断・治療支援では、医療情報の増
大によって医療従事者への負担が増加していること、医師の地域偏在や診
療科偏在への対応の必要から、AI 技術による診断・診療支援に期待が寄
せられている。一方 AI 技術の医師法上や医薬品医療機器法上の取り扱い

保健医療分野におけるAI活用推進懇談会報告書概要②

【AIの実用化が比較的早いと考えられる領域】

領域	我が国の強み/課題	AIの開発に向けた施策
ゲノム医療	×欧米に比べて取組に遅れ	・実用化まで最も近いのは『がん』であり、実現に向けた推進体制を構築（『がんゲノム医療推進コンソーシアム』で別途検討）
画像診断支援	○診断系医療機器について日本の高い開発能力 ○診断系医療機器の貿易収支も黒字（1,000億円）	・病理・放射線・内視鏡等について、国内には質の高いデータが大量に存在しており、効率的な収集体制の確立が必要 ⇒・関連学会が連携して画像データベースを構築 ・AIの開発をしやすくするため、薬事審査の評価指標の策定や評価体制の整備も実施
診断・治療支援 (問診や一般的検査等)	×医療情報の増大によって医療従事者の負担が増加 ×医師の地域偏在や診療科偏在への対応が必要 ×難病では診断確定までに長い期間	・AIの開発をしやすくするため、医師法上や医薬品医療機器法上の取扱を明確化 ・各種データベース（ゲノム解析データを含む）の集約等により、難病を幅広くカバーする情報基盤を構築し、AIの開発に活用
医薬品開発	○日本は医薬品創出能力を持つ数少ない国の1つ ○技術貿易収支でも大幅な黒字（3,000億円）	・健康医療分野以外でもAI人材は不足しているため、効率的なAI開発が必要（IT全体で30万人不足、うちAIで5万人不足）であり、製薬企業でもAI人材が不足 ⇒AI人材の有効活用の観点から、製薬企業とIT企業のマッチングを支援

【AIの実用化に向けて段階的に取り組むべきと考えられる領域】

領域	我が国の強み/課題	AIの開発に向けた施策
介護・認知症	×高齢者の自立支援の促進 ×介護者の業務負担軽減	・現場のニーズに基づかずに開発されたAI（技術指向のAI）では、現場には普及せず ⇒介護現場のニーズを明確化し、ニーズに基づく研究開発を実施
手術支援	○手術データの統合の取組で日本が先行 ×外科医は数少なく、負担軽減が必要	・手術時のデジタル化データ（心拍数、脳波、術野画像等）は相互に連結されていない状態で、手術行為と各種データがリンクせず、AIによる学習が困難 ⇒手術関連データを相互に連結するためのインターフェースの標準化を実施

図表 5-2
「保健医療分野における AI 活用推進懇談会」報告書　2017 年 6 月 27 日

を明確化することや、各種データベースの集約等により難病を幅広くカバーする情報基盤の必要性を説いている。④医薬品開発においては、日本は数少ない創薬国であることから AI 創薬の実現のため製薬企業と IT 企業のマッチングの必要性を述べている。⑤介護・認知症分野では介護現場のニーズを明確化し、ニーズに基づく研究開発の実施を求めている。⑥手術支援では、手術時のデジタル化データ（心拍数、脳波、術野画像など）が相互に連結されていないことから、こうしたデータの相互連結のためのインターフェースの標準化の実施を目指している（図表 5-2）。

(1) 重点分野 1　ゲノム医療

　ゲノムとは「DNA の文字列に表された遺伝情報すべて」のことだ。ヒトゲノムの DNA の文字列（塩基）は 32 億文字列（塩基配列）にもなる。ゲノムは、個々人によって塩基配列が異なり、変異によっては疾患の原因となることから、疾病診断に用いることが可能である。また、抗がん剤の感受性やがんの発生に関係する遺伝子等の変異を調べることが治療方針の決定にも必要であり、がんや難病の分野で遺伝子変異に基づく診療が実用化されつつある。

　例えば、抗がん剤のゲフィチニブは、遺伝子検査を行わずに肺がんの患者に投与した場合は奏効率が 27.5％であるのに対し、ゲノム解析からゲフィチニブが有効であることがわかっている対象患者に投与すると、奏効率が 76.4％へと上昇する。このように抗がん剤による治療では、ゲノム解析の結果から効果があると考えられる患者にのみ投与すれば、より効果的で効率的な治療が可能となる。

　ゲノム解析が成功した別の例を挙げてみよう。東京大学医科学研究所（東京都港区）には、診断や治療の難しい珍しい難病の患者が多く訪れる。2015 年に、ある 60 代の女性患者が「急性骨髄性白血病」と診断され、医科学研究所附属病院に入院した。抗がん剤治療を続けたが、思うように回復しなかった。そこで、米 IBM が開発した人工知能「ワトソン」を使って、白血病の患者の遺伝子を解析したところ、わずか 10 分ほどで別の特殊な白血病のタイプであることをはじき出し、他の種類の抗がん剤を提案した。医師達がその結果を検討して治療をしたところ、この女性は数か月で回復したという。ワトソンはゲノムデータベース、医学論文、臨床ガイドラインを学習して、質問に対して、対応する分子標的薬の情報を返してくれる（図表 5-3）。

　しかし現状ではどの遺伝子変異でも使える薬剤があるわけではなく、使

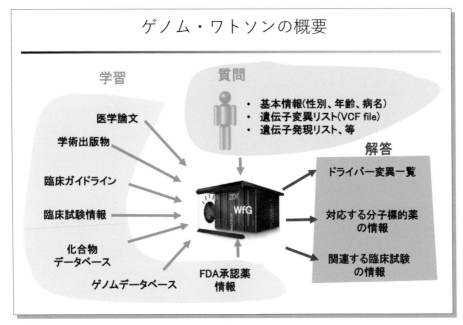

図表 5-3
「保健医療分野における AI 活用推進懇談会」報告書　2017 年 6 月 27 日

える薬剤が見い出せるのは遺伝子変異を調べた患者の 1 割程度しかない。残り 9 割についてはいまだゲノム解析が行われておらず、それに対する治療法が解明されていない。このように、ゲノム医療によって患者が得るメリットは大きい。このため米国のオバマ政権時に 2015 年にスタートした「プレシジョン・メディシン・イニシアティブ（Precision Medicine Initiative、精密医療）」では、100 万人規模の患者の遺伝情報および医療記録を含む大規模なデータベースをつくり、患者一人ひとりの遺伝子、生活環境、ライフスタイルなどに関する違いを考慮しながら、個別に最適な医療を提供し、さらには病気の予防法を確立しようとしている。日本人のゲノムは、欧米人のゲノムとは異なる配列があると考えられる。日本とし

ても AI を活用した全ゲノム解析等実行計画に基づいて、がん領域、難病領域における解析を行うことになっている。実際にがん領域については 1 万例、難病領域については 3,000 例の全ゲノム解析を 2021 年度には実施した。今後は得られたデータを医療現場へ還元するシステムやゲノム解析データおよび臨床上の利活用基盤の構築を進めるべきである。

　以上のようにわが国ではがん領域のゲノムデータベースの構築が先行している。それが 2018 年に国立がん研究センター内に設立されたがんゲノム情報管理センター（Center for Cancer Genomics and Advanced Therapeutics: C-CAT）である。C-CAT はがんゲノム医療中核拠点病院・拠点病院・連携病院で、患者さん一人ひとりのゲノム解析を行った結果得られる配列情報および診療情報を集約・保管し、利活用するための機関だ。C-CAT の主な役割は、次の三つだ。一つ目は患者さん一人ひとりのゲノム解析情報および診療情報を保管したデータベースを厳格に管理・運営すること、二つ目はがんゲノム医療を行う病院とデータを共有し、がんゲノム医療の質の確保・向上に役立てること、三つ目は大学などの研究機関や製薬会社などの企業で行われる研究開発のための基盤を提供することだ。

（2）重点分野 2　画像診断

　日本は CT，MRI などの診断系医療機器の人口当たりの普及率は世界一だ。そして内視鏡は日本で開発され、その普及率も高い。このためこれらの画像量も極めて多い。この優位性を活かすべきである。以下、放射線画像、病理画像、内視鏡画像について見ていこう。

　放射線画像には、X 線、コンピューター断層（CT）、核磁気共鳴画像法（MRI）、核医学（PET・SPECT）等があり、目的によって使い分けがなされている。こうした放射線画像に関する国際的な学会としては、例えば、北米放射線学会（RSNA）がある。日本国内には膨大な画像データが存在することから、日本の研究者は RSNA において一定の存在感があ

り、日本は放射線画像に関する研究開発については世界をリードしている。

　日本国内に設置されている CT・MRI の数は、前述のように他の先進国と比較して突出して多く、撮像回数も同様に多い。しかし一方で、放射線科専門医は少ない。このため、放射線科専門医 1 人あたりの読影数が多いのが現状である。特に、健診で広く行われている胸部 X 線検査では、読影しなければならない画像は相当数に上る。また全国の CT・MRI 検査を全てレポートするためには、少なくとも現在より 2 倍の数の放射線科専門医が必要である。このため、放射線科専門医の負担を軽減しつつ、効率的に診断を行うために AI 読影の活用が求められる。

　病理診断に関しては、慢性的な病理専門医の不足が課題となっている。病床数 400 床以上の 700 病院のうち 34％で常勤病理医が不在であり、地域によっては術中迅速病理診断が行えないなどの問題が生じている。また常勤病理医がいる病院においても、半数近くが病理医が 1 人しかいない。このため最終の病理診断に対するダブルチェック体制がないなど、精度管理体制が十分ではない状況にある。

　一方で、病理標本については、スキャン装置によってデジタル化（WSI：Whole Slide Imaging）することが可能となっている。WSI は光学顕微鏡と比べても遜色のない診断ツールとなっている。WSI によって、遠隔病理診断が可能になるほか、ディープラーニングの学習も行えるようになる。病理医の不足を踏まえ、病理診断への AI の応用を早急に進め、AI によるダブルチェック体制を速やかに構築することが期待される。

　内視鏡は日本で開発された技術で、日本企業は国内・米国・欧州のいずれの地域でも市場シェアの大半を占めている。内視鏡についても、AI と組み合わせることによって、日本企業がその強みを発揮できるようになると考えられる。また、AI がインストールされた内視鏡が実用化されれば、内視鏡の操作中に病変部位を画像の上に自動マーキングすることが可能に

なり、医師の負担軽減や見落とし率の低下につながる。

　現在、厚生労働省では、国立研究開発法人日本医療研究開発機構（AMED）を通じて、病理・内視鏡・放射線の画像について、関係学会主導による診療画像等データベース構築を行っている。具体的には消化器内視鏡学会、病理学会、医学放射線学会、皮膚科学会、超音波医学会、眼科学会などの学会ごとのデータベースを国立情報学研究所（NII）のクラウド化された共通プラットフォームに集積し、AI 開発のコアプログラムを共有化するとしている。

（3）重点分野 3　診断・治療支援

　検査・疾病管理・疾病予防を含む診断・治療技術支援に AI が期待される。これまでの生命科学の論文公表総数は、2016 年末時点で約 2,700 万件もの膨大な数に上る。その数は 2000 年頃を境に急速に増加している。他方、日常業務の負担が大きい現場の医師にとって、これらの論文を全て読破して最新の知見を継続的に把握することは困難である。また、論文以外にも、臨床現場で得られるリアルワールド・データに加え、動画や IoT データ、ゲノムデータ等を含むビッグデータに見られるように、保健医療分野における情報量は急激に増加している。これらの大量の情報を人間が全て処理・把握することは極めて困難であり、特に、多変数の場合には、人間による処理は不可能である。この点、AI を活用すれば、これらの情報の解析や検索に要する時間・コスト等を削減し、効率性を大幅に向上させることが可能となり、医療従事者の負担軽減につながる。

　また、診断・治療支援を行う AI を電子カルテに連結させれば、新たな価値を創出することが可能である。電子カルテに記載された過去から現在までのテキスト情報等を基にして、疾病候補の提示だけでなく、標準的な治療方法の提案、更には避けるべき薬剤の警告等を出すなど、有用性は高いと考えられる。

　難病領域では、疾病数の多さと一疾病あたりの患者数の少なさから、的確に診断・治療できる専門家が限られている。このため専門家のいない医療機関を受診したために、長い期間、正確に診断されない患者も多いと考えられる。また、次世代シークエンサーを用いた遺伝学的解析の診断率は前述のように30%前後といわれており、残り70%は原因遺伝子が不明である。一方で、過去に公表された論文や難病研究班（約300班）において蓄積されたデータがあり、これらのデータを活用して難病の診断・治療を行うAIの開発につなげることが期待される。

　ただAIを応用した診断医療機器については、以下の懸念もある。「AIについては、入力に対して出力が論理的には説明できないブラックボックスとしての性能がある。このブラックボックスがもたらす未知の入力ケースに対するシステムの振る舞いを予測することは困難である」、「AIの学習によりシステム性能等が変化しうる可塑性と，それがもたらす学習タイミングやリスクマネジメント分担への新しい考え方が必要である」、「AIの学習に使用するデータセットの特性や信頼性の確認とシステム性能への影響評価が必要である」などの指摘がある。

　またAI医療機器が高度化し、治療領域に及んだとき、機器が医師の医療行為に介入する場面が出現するかもしれない。こうした領域での医師法との関連が今後課題となるだろう。さらにAI利用医療機器の承認についてもその安全性、有効性の評価についてもこれまでの医療機器とは異なるリスク評価や審査承認のプロセスが必要となるだろう。このため医薬品医療機器等法との関連の検討が必要だ。

（4）重点分野4　医薬品開発

　医薬品は疾病の治療に必要不可欠な医療技術であり、今後も継続的な開発が期待される。日本は新薬創出能力を持つ数少ない国の一つである。しかしその新薬創出の成功確率は「3万分の1」程度と言われている。つま

り、3万もの候補化合物質があっても、そのうち薬になるのは一つというわけだ。このため創薬には莫大な経費と長い時間を要する。一方で、日本の製薬企業は、欧米の製薬企業と比べると規模が小さく、研究開発への投資を増加させる余力も乏しい。このような医薬品開発における課題に対しては、AI の活用が極めて有効である。次のような活用方法により開発期間の短縮と開発経費の削減が期待される。

　たとえば「オミックス解析」のように、ゲノム情報を基礎として、生体を構成しているさまざまな分子を網羅的に調べていく方法に AI を活用すれば、これまで誰にも発見されていない創薬ターゲットを見出すことが可能となる。特にいままで創薬ターゲットが見つかっておらず、効果的な医薬品が開発されていない疾患に対する画期的な医薬品、いわゆるアンメット・メディカル・ニーズの高い医薬品の開発が期待される。また創薬ターゲットと化合物との結合データを深層学習すれば、新規の創薬ターゲットに対する薬理活性を持つ化合物の設計にも役立つ。またある程度の薬理活性を持つことが判明している化合物（リード化合物）の構造の最適化を、高い精度でシュミレーションすることが可能となり、開発期間の短縮や開発経費の削減につながる。また既存の医薬品化合物のデータ（構造式、毒性等）を用いて機械学習すれば、医薬品候補化合物の毒性の有無等について予測を行うことが可能となると考えられる。

　こうした点から医薬品の開発に AI が欠かせない時代がすでに来ている。それには創薬ターゲット探索のためのデータベースの構築、企業の薬効データ、構造最適化に係る経験値を含むデータベースの構築、化合物最適化に利用可能な AI 技術の開発が必要だ。そしてそれを基に AI を用いた効率的な医薬品開発の実現へ向けての取り組みを推進することが必要だ。

　AI 創薬の実現のため製薬企業と IT 企業のマッチングも必要だ。こうした企業共同により AI 創薬が実現すれば、創薬に係る経費が 1.2 兆円の

節減につながると推計されている。

(5) 重点分野5　介護・認知症分野

　介護分野においては、これまで、高齢者の生活の質の維持・向上と介護者の負担軽減の観点から、介護ロボットの開発やその介護現場への普及が進められている。厚生労働省では、介護ロボットの開発の着想段階からの現場ニーズの開発内容への反映、開発中の試作機へのアドバイス、介護ロボットを用いた効果的な介護技術の構築など、各段階で必要な支援を行うことによって、その加速化を図っている。

　介護ロボット開発等の課題としては、現在取り組んでいる現場ニーズの反映をさらに進める必要性が挙げられる。技術オリエンテッドで始まった開発案件では、介護現場のちょっとしたニーズの変化に対応できない場合がある。このため介護現場のニーズを明確にしながら、ニーズオリエンテッドな開発を進める必要がある。介護ロボット技術等にAI技術を新たに付加することによって、排泄等の生活事象や生活リズムの予測を可能とし、高齢者の生活の質の向上や介護者の負担軽減につながる可能性がある。例えば、膀胱内の尿量の変化を超音波センサーで読み取るとともに、AIの活用によって、排泄のタイミングを予測するシステムが実用化段階まで来ている。これによって、高齢者の尊厳の保持、介護業務の効率化等が期待されている。

　また、加齢によってバイタルサインの平均値が変化すること（体温低下・血圧上昇・脈拍低下）が知られており、一般成人の基準を高齢者にそのまま当てはめることは適切ではない。加齢に伴う生体変化を個人ごとに把握し、バイタルサインのデータをAIで学習させ、適切な診断・治療につなげることで、慢性期医療の質の向上が期待される。

　認知症に関しては、高齢化に伴って700万人の認知症患者数の増加が見込まれており、速やかな対応が求められている。認知症の診断・治療や介

護にも AI を活用することが期待される。介護現場で役立つ生活予測・支援機器の開発を進めて行く上では、AI の開発のためにどのようなデータを活用できるかが重要である。このため、生活事象や生活リズムに関連したデータを取得するための手法や機器の開発が求められる。併せてウェアラブル端末の活用も含め、認知症高齢者の生活環境の改善等に向けた AI の開発について検討を進める必要がある。

　以上から介護ロボット開発・導入・活用・改善の一連のプロセスを支援する拠点の設置や、AI を活用した認知症対応支援システムの開発推進が必要である。

(6) 重点分野 6　手術支援

　医療技術の中でも外科手術は特に重要な領域である。手術中に外科医は、迅速な意思決定を求められることが多いことから、精神的・身体的負担が非常に大きい。また、医師数は 2004 年から 2014 年にかけて約 4 万人、16% も増加しているにもかかわらず、外科医の数は減少している。特に 40 歳未満の若手外科医の数が減り続けている。このため外科医の負担軽減は喫緊の課題であり、その解決のための AI の活用が期待される。

　手術支援への AI の活用に当たっては、手術室で使用される機器をネットワークで相互にリンクさせる必要がある。このようなネットワークに関しては、日本が中心となっている「OPeLiNK」、ドイツの「OR.net」、アメリカの「Medical Device "Plug-and-Play"（MD PnP）」の三つの取り組みがある。日本の OPeLiNK は、手術室の医療機器も含めた数多くの機器がネットワークで連結できる点で、優位な状況にあると考えられる。このような強みを生かして手術支援にも AI の活用を積極的に進めていくことが求められる。

　手術支援への AI の応用を進めるためには、AI に学習させるための手術時のデータが必要である。しかしながら、電子カルテ上では手術記録と

して簡潔な記載等しか残されていない場合がほとんどである。このため手術時のデータはAIに学習させることが可能な形では存在していない。このため、まずは手術時の情報をデジタルデータ化・構造データ化することが必要である。デジタルデータ化の対象となる手術時の情報としては、基本的なバイタルサイン等に加えて、術中画像等も含まれることがある。また、患者のバイタルサイン等は手術手技や行為による影響を刻一刻と受けるため、単にデジタルデータ化しただけでは意味がなく、これらのデータを構造化した上で、手技や投薬等の行為と関連付けた上で時系列に整理してデータを統合する必要がある。

　データを統合するためには、手術に用いられる医療機器をOPeLiNKのように相互にリンクさせなければならないが、現在はリンクしていない。今後IoT化された各医療機器をネットワークで相互にリンクさせるためのインターフェースの標準化と実用化が必要である。インターフェースに求められる機能は、医療機器のメーカーや種類が異なっても、情報を一括してリアルタイムに管理できることである。インターフェースを通じて得られた手術時のデータと経過情報や合併症発生等の予後データを組み合わせてAIに学習させることによって、合併症の回避等に関して成功確率の高い手術手技の選択が可能になると考えられる。これによって、外科医の負担軽減につながるばかりでなく、患者安全が期待できる。また、外科医の知識・経験（暗黙知）に依存していた手術中の意思決定がより客観的に行われるようになるほか、術中に患者容態の急変を予測して高い精度でアラートを出すことも可能になり、麻酔科医の支援にもつながると考えられる。

　手術用ロボットについては、外科医が操作するロボットとして一部実用化されたものはあるが、触覚（力覚）がないなどの理由から、その性能には限界がある。理論的には深層学習を応用することによって、手術支援ロ

ボットが触覚（力覚）を持つことが可能になり、性能が大幅に向上することが期待される。また、深層学習によって、術野の画像認識能力の向上と、これまでの手術支援ロボットでは困難であった運動機能の習熟が可能となり、ある程度の自動化にもつながると考えられる。

　こうしたことからまず手術データを統合収集し蓄積する仕組みの構築が急がれる。そして将来的には AI 活用による手術のナビゲーション支援機能、外科医の監督の下でのシンプルな手術手技の自動化、さらに複雑な手術手技の自動化にまで高められるかもしれない。こうした手術技術の一部自動化や完全自動化が将来目標となる。

　以上、「保健医療分野における AI 活用推進懇談会」報告書から AI 重点分野の 6 分野について見てきた。今後とも医療介護分野における AI の進捗をフォローしていこう。

参考文献

厚生労働省「保健医療分野における AI 活用推進懇談会」報告書　2017 年 6 月 27 日

2　ゲノム医療、バイオバンクと AI

　これまで医療や介護のデータベースとその利活用について第 4 章で見てきた。たとえば NDB（ナショナルデータベース）はレセプトデータや特定健診データのデータ量は、2018 年時点でその格納データは、レセプトデータが約 148 億 1,000 万件で、特定健診データについては、約 2 億 2,600 万件となっている。これまではこの規模のデータベースをビッグデータと考えていた。しかし時代はさらにその先を超えたスーパービッグデータともいうべき時代に突き進んでいる。それがゲノムデータやバイオバンク

データの時代だ。

　これまでビッグデータと呼んでいたレセプトデータや健診データなどでは個体の属性項目数は、性、年齢、生活習慣、検査項目などで、せいぜい多くても数百項目程度である。しかしゲノムデータでは一挙にその個体の属性がゲノム単位となる。遺伝子情報ではヒトゲノムのDNAの文字列（塩基）は32億文字列（塩基配列）にもなる。このためゲノム配列を蓄積しているデータベースでは2017年時点で1京塩基にまで達している。また個体が暴露している環境要因や、その臨床データをも含めるとその項目数はさらに跳ね上がる。こうしたスーパービッグデータの世界がすでに到来しているのだ。

　まずスーパービッグデータの時代を振りかえってみよう。スーパービッグデータの流れには三つの流れがある。一つ目は次世代シーケンサーによるゲノム・オミックス医療による網羅的遺伝子情報の収集と蓄積、二つ目はバイオバンクの普及である。また三つ目はこれからの分野であるが、ウェアラブルなセンサー等を用いた生体情報の収集と蓄積である。

　そしてこれらのデータ解析にはAIが必要だ。こうしたスーパービッグデータとそのAIの時代を見ていこう。

1　ゲノム・オミックス医療

　ゲノムとはDNAの遺伝情報の塊で、その情報がメッセンジャーRNAに転写され、メッセンジャーRNAがさまざまな蛋白を合成する。そしてその蛋白が代謝経路を通じて代謝物を作り、ある特定の疾病などの表現型として発現される。こうした一連の遺伝情報から遺伝子情報の発現のプロセスの塊をオーム（ome）と呼びその総体をオミックスと呼んでいる。ヒトゲノムのDNAの文字列（塩基）は前述のように32億文字列（塩基配列）にもなることから、そこから生成するオミックスの網羅的な分子情報

数はさらに巨大な数となる。

　こうしたゲノム・オミックス医療の進歩の背景にはゲノム解析を行う「シーケンサー」の発達がある。当初開発されていたシーケンサーは性能も低く、ゲノムに含まれている大量の遺伝子情報を解析するには、かなり時間がかかった。しかし、2010 年になると、低コストで解析速度が飛躍的に向上した「次世代シーケンサー（NGS）」が発売されるようになり、ゲノム解析は大きく飛躍する。

　こうしたゲノム・オミックス医療を政策上から加速したのが、2015 年のオバマ政権下で始まった精密医療（プレシジョン・メディシン）イニシアティブである。精密医療イニシアティブの趣旨はそれまでの個別化医療を以下の三つの観点からさらに推進するという趣旨である。

　一つ目は疾病の発現には遺伝子要因と環境生活要因の相互作用であることから、環境生活要因も明らかにすること、そして電子カルテによる臨床情報を集めることも疾病発症後のプロセスの解明を行う。

　そして二つ目はゲノムコホート・バイオバンクが必要であること。ゲノムコホート研究とはある特定の集団を一定期間にわたって追跡し、遺伝的な要因と生活習慣などの環境要因との疾病発症との関係を解析するための追跡研究のことである。またバイオバンクとは、血液や組織などの試料（検体）とそれに付随する診療情報などと一緒に保管し、医学研究に活用する仕組みのことだ。こうしたバイオバンクに蓄えられた情報もスーパービッグデータとなる。

　三つ目は日常生活の中でウェアラブルなセンサーを用いた大量かつ継続的な生体情報の収集が必要であること。第 3 章でも述べたように、米国では SaMD（サムディ）に代表されるような、モバイルヘルス機器が 2010 年以降、上市されている。たとえばウェルドック社の糖尿病管理アプリは血糖値を入力した上で患者にはスマートフォンからアドバイスが行われ、

行動支援、服薬指導、生活支援を行い、2011 年には治験によって、対照群と比べて有意な HbA1c 低下を認めたため、FDA により薬事承認がなされた。こうした SaMD はアルコール依存症、オピオイド依存症、たばこなどの依存症、統合失調症の薬物併用療法として既に用いられている。その他、不眠症の行動療法、COPD の自己管理、小児 ADHD に対するゲーム療法など多くの疾患に応用されている。その他、アップルウォッチの心電計も心房細動の検出などに用いられている。このようにウェアラブルなモバイルヘルスから得られる連続的な生理変量を蓄積してそれをデータベース化する試みも行われている。

2　バイオバンク

　米国でのゲノム情報を取り入れた治療レベルでの精密医療の取り組みに対して、欧州では予防医学の観点からゲノム情報を取り入れたバイオバンクの推進が一歩進んでいる。欧州では遺伝的因子だけでなく生活習慣を含む環境要因との相互作用を解明し、日常疾患の発症を予測し、これに基づいて個別化予防を行う、いわゆる先制医療や予測医療の実現を目的としている。先制医療とは、予防医学のひとつで、何も症状がない病気になる以前の段階（未病期）から、個人のバイオマーカーを調べることで，将来起こりやすい病気を疾患の発症前に診断・予測し、予防しようという考えだ。

　英国バイオバンクは、2006 年から始まった前向きコホート研究で、これまでに英国全域の 40 〜 69 歳の約 50 万人の人々から遺伝学的データと表現型データが集められている。参加者たちは、健康測定を受け、血液、尿、唾液の試料の他、自身の詳細な情報を提供するとともに、その後の健康追跡を行っている。この英国バイオバンクのデータセットと研究結果は全て、研究者がオープンアクセスリソースとして利用できる。

　この英国バイオバンクの特徴は、健康人の前向きコホートで追跡するこ

とで、疾病発生の遺伝子要因と環境生活習慣要因の関係を明らかにできることだ。そして先進医療薬の開発や QOL 研究や医療経済研究に役立てることができる。

　このほかのコホートバイオバンクとしては、欧州では 1998 年から始まったアイスランドの家系付きのコホート 27 万人の deCODE や、スウェーデンの 2003 年の患者 28 万人の KI バイオバンク、2007 年のオランダの非妊婦三世代 16 万人の LifeLines などがある。

　一方、以上のようなある人口集団を対象としたコホートバイオバンクに対して、特定の疾患に特化した疾患バイオバンクもある。こうした疾患バイオバンクは病院に併設されていることが多く、臨床情報と直結した資料を確保できるというメリットがある。疾患バイオバンクは前記の人口集団を対象としたバイオバンクより規模は小さい。代表的な疾患バイオバンクにはがんと希少疾患を対象とした英国の 100,000 ゲノムプロジェクトや、がんを対象とした米国のキャンサー・ムーンショット・プロジェクトや、フィンランドのヘルシンキバイオバンクが挙げられる。

　わが国のバイオバンクを見ていこう。まずわが国の疾患バイオバンクとしては 6 疾患領域を対象としたナショナルセンター・バイオバンクネットワーク、がんを対象とした京都大学病院キャンサーバイオバンクや静岡県立がんセンターのプロジェクト HOPE などがあげられる。

　ナショナルセンターのバイオバンクネットワークは、以下の 6 か所のナショナルセンターで、以下の疾患バイオバンクが稼働している。国立がん研究センターバイオバンクでは、組織検体数万例分と前向き同意のある血液検体 2 万人分をもとに多層的疾患オミックスデータベースを構築し、外部との共同研究を行っている。国立循環器病研究センターでは病院受診者の検体や外部からの預託試料をもとに、循環器領域の遺伝性疾患の解明や冠動脈疾患のリスク探求を行っている。国立精神神経医療研究センターで

は、世界最大規模の筋バンクや精神疾患の脊髄液コレクションを保有して、企業・大学との共同研究を行っている。国際医療研究センターではエイズ、肝炎など詳細な付随情報を有する試料を保有して、感染症の診断や検査キットとの開発を外部企業と行っている。国立成育医療研究センターでは、小児難病や産科疾患など特殊な検体の提供を行っている。国立長寿医療研究センターでは病院受診者と住民参加コホート（60％は認知症関連）を行っている。

　以上のような疾患指向型のバイオバンクのほか、住民コホート型のバイオバンクとしては、2005年に開始した長浜市住民1万人のコホート事業や、東日本大震災被災地の復興に取り組むために2012年に設立され、15万人の登録を達成した東北メデイカル・メガバンク事業がある。

3　ゲノム医療と AI

　前述のように次世代シーケンサーによって人のゲノム情報が明らかになると、その変異（バリアント）も明らかになってきた。またゲノム情報のデータベースやバイオバンクなどのデータベース仕組みもできてきた。ここからは個別の患者に対してゲノム医療を行うにあたっての AI の必要性について見ていこう。

　たとえばがん患者の正常細胞とがん細胞のゲノムデータを解析すると、がん細胞で生じているゲノム変異（バリアント）が数千から数百万単位で見つかる。ただその変異のすべてががんの発現に関係しているわけではない。このがんと関連するゲノム変異も研究の結果明らかになってきている。そしてその研究論文数も指数関数的に増加していて、研究者が完全に読みこなすのが困難になっている。このゲノム変異を解釈し翻訳して臨床側にフィードバックを行うには AI の支援が必要となっている。たとえばがんと関連するゲノム変異とその関連論文を集めたがん体細胞変異カタロ

グ（COSMIC）には、600 万の変異情報と、3 万報の論文が格納されている。これを研究者の目で確認することは不可能だ。

　さらに、電子カルテに蓄積された臨床情報や検査データなど、分析に使えるデータが増えてきたことで、AI によるゲノム情報による個別化医療が現実化している。この一例として本章でも引用した AI のひとつである IBM ワトソンの例がある。IBM の「Watson for Genomics（WfG）」にはゲノムデータベース、医学論文・学術出版物、臨床ガイドライン、化合物データベース、臨床試験情報、FDA 承認薬情報など、様々な情報が格納されている。利用者が、患者の基本情報と遺伝子の変異リスト、遺伝子発現リストなどを登録すると、数分のうちにがんの発生や悪化の直接的な原因となる遺伝子変異であるドライバー変異の一覧、対応する承認薬・未承認薬、適応外薬剤に関する臨床試験情報などを得ることができる。熟練した専門医が約 1 〜 2 週間かかる作業の速度を WfG を使えばなんと 10 分以下で行うことができる。そして AI はその速度とともに、データ網羅性の点でも明らかに研究者より上回っている。

　いまやがんにおけるゲノムに基づく治療は、大腸がんや乳がんなど、一部のがん治療では、すでに保険適用がされる標準治療となっている。今後、AI を用いたゲノム治療はますます一般化するに違いない。

　同様に、ゲノムコホート研究やバイオバンクのようなスーパービッグデータの解析においても AI や機械学習技術を含む最先端の数理解析手法を用いて、疾患や健康状態の背景となるゲノムや生活習慣、その相互作用を同定する試みも行われている。いずれ疾病発症リスク推定やゲノム健診といった展開も夢ではないだろう。

参考文献

田中博　「もっとよくわかる！医療ビッグデータ〜オミックス、リアルワールドデータ、AI 医療・創薬」羊土社　2020 年

3 AIケアプランと介護ロボット

　介護サービスの現場では文書の多さや手続きの煩雑さが以前から問題となっている。特にケアマネジャー（介護支援専門員）の業務は多岐にわたり、利用者のアセスメントやケアプランの作成、モニタリング、サービス担当者会議録など、作成しなければならない書類が山のようだ。なかでもケアプランの作成に関する業務が膨大で、ケアマネジャーに長時間労働を強いている。

　また介護の現場では利用者の見守りや介護作業が、いわゆる3K（きつい、きたない、きけん）労働として問題となっている。このため介護事業所における働き手が見つからない、見つかってもすぐに離職するなどが大きな課題となっている。

　こうした中、2020年6月の「経済財政運営と改革の基本方針2020」（骨太の方針2020）では、「ケアプランへのAI活用を推進するとともに、介護ロボット等の導入について、効果検証によるエビデンスを踏まえ、検討すること」と盛り込まれた。

　本項では、AIケアプランと、介護現場での介護ロボットの現状と課題について見ていこう。

1　AIケアプラン

　2000年から始まった介護保険制度で導入されたケアマネジャー制度も、20年以上が経過して、国民の間に「ケアマネさん」として広く浸透してきた。このため利用者も「何かあればケアマネさんに対応してもらおう」とケアマネジャーを頻繁に利用するようになり、ケアマネジャーもこの要望に応えようと「便利屋さん化」して多忙を極めている。こうしたケアマ

ネジャーの多忙の原因の一つは、前述したようにケアプラン作成に伴う膨大な文書作成にある。

　ケアプランとは要介護者が介護サービスを利用するために必要な支援方針や自立目標、課題などをまとめた介護計画書だ。正式名称は「介護サービス計画書」という。ケアプランはケアマネジャーが作成する。ケアマネジャーにはこのケアプラン作成が長時間労働や、休日労働の原因なっている。またケアマネジャーによってケアプランの質に差が出るなどの課題も生じている。最近ではこうしたケアプラン作成に AI を活用する動きが広がっている。以下、事例を見ていこう。

（1）株式会社ウェルモ

　株式会社ウェルモは国立情報研究所との共同研究を行い、幅広い専門知識、知見を人工知能化したケアプラン作成支援エンジン「ケアプランアシスト」を開発した。2021 年 3 月からは名称を「ミルモぷらん」に名称変更した。

「ミルモぷらん」では医療やリハビリ等、ケアプランの作成に必要な分野の知識を保持し、利用者のかかえる課題にふさわしい介護事業所の推薦まで一気通貫で実現する。ケアマネジャーのアセスメント・ケアプランを学習し、ケアプラン作成業務を支援する AI システムになっている。しかし、ケアプランを自動作成するものではない。「ミルモぷらん」では最適なケアプランを作成するまでに必要となる事務作業や情報収集をサポートすることで、ケアマネジャーが相談支援業務に集中するための時間の余裕を生み出すことを目的としている。

　その効果は、2020 年 3 月の株式会社 NTT データ経営研究所の調査研究報告書によれば、ケアプランアシストの一つであるウェルモ太郎を活用した場合と活用しない場合でのケアマネジャーの業務時間短縮効果は、ケアプラン第 2 表原案を作成する時間について見ると、活用した場合には 35

〜40％も削減された。

（2）株式会社シーディーアイ

　株式会社シーディーアイが製品化している MAIA（マイア）は複数の自治体が保有する要介護認定項目、主治医意見書、請求データ等の膨大かつ精緻なデータから個々の利用者に応じたケアプラン候補を提案する。ケアプラン候補は、入力したアセスメント情報を基に、AI が学習している教師データの中から最も類似して要介護度の改善が期待されるサービスプラン候補が複数提案される（図表5-4）。さらに利用者の介護度などの改

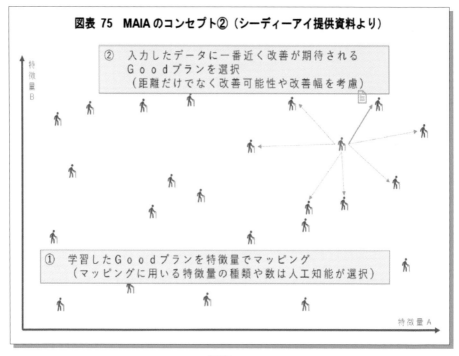

図表 5-4

NTT データ　AI を活用したケアプラン作成支援の実用化に向けた調査研究
令和元年度老人保健事業推進費等補助金老人保健健康増進等事業 2020 年 3 月

善の将来予測も推計してグラフ化してくれる。

　MAIA のユーザー調査によると、「MAIA からサービス種別を提示されることで、ケアマネジメントの新たな視点や観点を得られたか？」と聞いたところ、約 50％のケアマネジャーが「得られた」、「やや得られた」と回答している。また MAIA から将来予測グラフを提示されることで、約 60％のケアマネジャーが新たな視点・観点を得られたと回答している。特にその傾向は主任ケアマネジャーの方が一般のケアマネジャーより統計学的に有意に多かった。ただ「なぜ AI がそのサービスを導きだしたのかが、ケアマネジャーが理解できないことに課題を感じた」という意見もあった。

　なお、MAIA は 2020 年 5 月から「SOIN（そわん）」にリニューアルしている。

（3）パナソニック

　パナソニックは要介護高齢者の生活を支えるケアマネジメントに ICT、IoT、AI 等のデジタル技術を用いた「デジタル・ケアマネジメント」を構築した上で、ケアマネジャー向けの「ケアプラン作成機能」や「IoT モニタリング機能」システムを開発している。そして 2018 年より有料老人ホームにて実証を開始している。具体的には各部屋にセンサーを設置し、入居者の心拍や呼吸に伴う細かな身体の動きのデータをクラウド上に集め、AI で分析する。体の動きから睡眠リズムを把握し、生活が昼夜逆転した高齢者に対し、昼間に適度な運動プログラムを提供し、夜間の熟睡を促すなどのケアプラン作成に役立てている。2019 年からは実際のケアマネジメント業務で利用する実証実験を開始し、各地のフィールドでデジタル・ケアマネジメントを行っている。

2 AIケアプランの課題

（1）ケアプラン関連情報の標準化の遅れ

　AIケアプランの課題を見ていこう。まずAIケアプランの前提としてのケアプラン関連情報のデジタル化とその交換様式の標準化の遅れが課題である。介護サービス事業所とケアマネジャー事務所（居宅介護支援事業所）もそれぞれの事業所で介護ソフトを用いてICT化を図っている。しかし問題は介護サービス事業所とケアマネジャー事務所の介護ソフトのフォーマットが異なり、互換性がないことだ。たとえばAというケアマネジャー事務所とBという訪問介護事業者が違う介護ソフトを使用している場合、AとB間でデータのやり取りは不可能だ。このためいちいち書類を紙で打ち出しそれをファックスでやり取りすることになる。

　厚生労働省側もこの問題意識は共有していて、「異なるベンダーの介護ソフトを使用している介護事業所間ではデータのフォーマットが不統一であることから、円滑な情報連携が行えないという課題がある」ことを認めている。そしてこのため「介護事業所におけるICTを活用した情報連携に関する調査研究」（2018年度）で居宅介護支援事業所と訪問介護事業所等の間でケアプランのデータ連携を行うために必要なデータフォーマットの統一等の実証研究を行い、「CSV方式による標準仕様」を作成したという。この標準使用の活用により「異なる介護ソフト間でもケアプランのデータでの交換が可能となり、情報共有にかかるケアマネジャーの負担が軽減された」ともいう。

　こうしたことから、2021年介護報酬改定では以下の改定を行うとした。これまでケアマネジャー1人当たりの取り扱いできる利用者件数はこれまで40件であった。これをICT等を活用した場合には45件まで拡大する措置を取ることとした。

　AIケアプランには標準化された大量のケアプランデータとその関連情

報が教師データとして必要だ。それにはまず電子化された介護関連情報とそのデータ交換様式の標準化が必須だ。

（2）ホワイトボックス型 AI

　前述の MAIA に対する意見の中で、「なぜ AI がそのサービスを導き出したのかがケアマネジャーが理解できないことに課題を感じた」という意見を紹介した。このように現在活用されている AI の多くは「ブラックボックス型」で、「AI がなぜそうした分析結果を導き出したか」の根拠が不明確だ。これではケアマネジャーが利用者に「なぜこういうプランになったのか」を示すことができない。これに対して「ホワイトボックス型」AI ではなぜそうした結論が導き出されたかという根拠を示せる。ただこの根拠がケアマネジメントの現場とかけ離れているのであれば AI への信頼を損ねる。

　このため 2021 年 3 月に報告された、厚生労働省老人保健健康増進等事業「ホワイトボックス型 AI によるケアプラン作成支援に関する調査研究」では、このホワイトボックス型 AI について調査を行っている。調査は 2020 年度から 22 年度に、国際社会経済研究所が NEC との協働事業で行った事業を紹介している。報告書では、2019 年以前では、主に疾患別 AI モデルが構築されてきたことを述べている。ただ同じ疾患の利用者でも認知機能や社会生活の状況、年齢による運動機能の低下スピードなどによって、自立や改善の度合いは変わってくる。そこで疾患以外の観点での分析モデルを AI に学習させることで、アルゴリズムの精度向上を図った。

　また AI の学習に際してはケアマネジャーがどのように思考していくかの思考フローを反映することが必要だ。一方、ケアマネジャーの思考パターンは知識や経験の度合いで異なる。このため厚生労働省が策定した「適切なケアマネジメント手法」の項目を学んだケアマネジャーの協力をえて、ケアプラン等を収集することにした。またケアマネジャーは、看護

師やソーシャルワーカーなどの異なる職種バックグラウンドを持っている。こうした職種バックグラウンドの違いにも着目して、職種の異なるケアマネジャーのワーキンググループを立ち上げ、それぞれの職種がどのような着眼点でアセスメント情報を絞り込んでいくのか、またケアプランの記述に落とし込んでいくのかについても見える化を図った。

　こうした取り組みにより一定の専門性を有するケアマネジャーの判断に近い基準で、AIが利用者の状況をグループ分けしていくことが可能になったとしている。

　ただ、まだ現場で実用可能なレベルまでのアルゴリズムの精度向上や、「ホワイトボックス型」ならではの根拠をケアマネジャーに示すには至っていない。

3　介護ロボット

　次に介護ロボットを見ていこう。介護ロボットの定義とは、「情報を感知し（センサー系）」、「情報を判断し（知能・制御系）」、「動作する（駆動系）」という三つの要素技術を組み合わせ、知能化した機械システムのことである。こうした介護ロボットは利用者の自立支援や介護者の負担の軽減に役立つ機器であることを目指す。こうした介護機器を介護ロボットと呼んでいる。

　介護ロボットの取り組みの分野は広範囲にわたるが、現在その開発重点分野は厚生労働省・経済産業省による「ロボット技術と介護利用における重点分野（2017年10月改訂）」によれば、以下の6分野13項目が定められている。6分野とは①移乗支援、②移動支援、③排泄支援、④見守り・コミュニケーション、⑤入浴支援、⑥介護業務支援だ（図表5-5）。図表のうち赤枠で囲ったところが、2017年の改定で新たに追加された部分だ。以下、この分野について見ていこう。

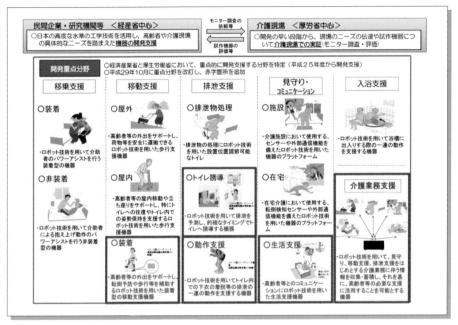

図表 5-5　介護ロボットの開発支援について

厚生労働省・経済産業省「ロボット技術と介護利用における重点分野」(2017年10月)

(1) 移乗支援

　移乗支援には、装着型と非装着型の 2 つのタイプがある。装着型は介護者が装着するタイプのロボットで、介護者が体を動かすときに脳から筋肉へ送られる信号である生体電位信号を読みとって、装着者の意思に従った動作を自在にパワーアシストし、介護者の腰などの体への負担を軽減する。代表的な製品例に「装着型サイボーグ HAL (CYBERDYNE 株式会社)」があり、その他には「衣服型アクティブパワーアシストスーツ J-PAS fleairy (株式会社豊通オールライフ)」などがある。

　一方、非装着型は、利用者を機器の力で抱え上げるロボットで、製品例としては「Hug T1 (株式会社 FUJI)」「ロボヘルパー SASUKE (マッス

ル株式会社)」がある。

(2) 移動支援

　移動支援は、屋外、屋内、装着、非装着の４つの項目にわけられる。

　屋外、屋内で使用される介護ロボットは、主に歩行を支援する介護ロボットだ。屋外では歩行支援以外にも、荷物を安全に運べるようにする機能も含まれる。高齢者の外出をサポートし、荷物等を安全に運搬できるロボットである。モーター等により、移動をアシストし、上り坂では推進し、かつ下り坂ではブレーキをかける駆動力が働く。また荷物を載せて移動することができる。製品例としては RT. ワークス株式会社の「ロボットアシストウォーカー RT.1」「ロボットアシストウォーカー RT.2」などがある。

　屋内では、屋内の移動や姿勢維持を支援し、立ち座りやトイレの往復の歩行をサポートする機器を目指して、屋内用の機器は現在開発が進められている。

　装着型は高齢者等の外出をサポートし、転倒予防や歩行等を補助する装着型のロボットだ。たとえば AssistMotion 株式会社のロボティックウェア・クララは高齢者等が一人で外出を行うための移動支援機器として利用することを想定し、高齢者が一人で利用できるロボットを開発している。

(3) 排泄支援

　排泄支援には、排泄物処理、トイレ誘導、動作支援がある。排泄物処理の項目では、排泄物の処理にロボット技術が活用されている。移動可能なトイレや、寝たきりの方の排泄物をベッドサイドで処理できる機器などが該当する。製品例としては、「水洗式ポータブルトイレ・流せるポータくん３号洗浄便座付き（株式会社アム）」「自動排泄処理装置・キュラコ（株式会社キュラコジャパン）」などである。

　トイレ誘導は、トイレのタイミングを判断してくれる介護ロボットだ。

ロボット技術によって排泄を予測し、適切なタイミングを本人、介護者に教えてくれる。製品例としては、利用者の体に装着する「排泄予測デバイス DFee（トリプル・ダブリュー・ジャパン株式会社）」や、超音波で膀胱内の尿のたまり具合を確認できる「リリアムスポット 2（株式会社リリアム大塚）」がある。

　動作支援は、トイレでの衣服の着脱支援や排泄までを支援してくれる介護ロボットがある。製品例としては「排泄動作支援機器・SATOILET（株式会社がまかつ）」がある。

（4）見守り・コミュニケーション分野

　見守り・コミュニケーション分野は、以下の三つの項目に分けられている。施設、在宅、生活支援。

　施設における見守り・コミュニケーション分野の介護ロボットは、介護施設で使用する見守りセンサーや、外部通信機能を備えたプラットフォームが該当する。見守りセンサーをベッドに設置したり、カメラセンサーを設置したりして離床を検知する。製品例は「ライフリズムナビ +Dr.（エコナビスタ株式会社）」「どこでもナースコール・見守りセンサー（株式会社 FEN）」「シルエット見守りセンサ（キング通信工業株式会社）」などだ。工事の必要な機器もあり、製品の値段以外に費用が発生する場合がある。

　在宅における見守り・コミュニケーション分野の介護ロボットは、在宅で使用する転倒検知センサーや外部通信機能を備えたロボット技術を用いた機器のプラットフォームだ。製品例は「みまもり CUBE（株式会社ラムロック）」がある。カメラ映像を独自の画像認識技術で解析し、高齢者の徘徊や離床を検知し、画像付きメールを配信してくれる。スピーカーやマイク機能も搭載されておりコミュニケーションも可能だ。他にも「まもる〜の HOME（株式会社 ZIPCARE）」がある。

　生活支援における見守り・コミュニケーション分野の介護ロボットは、介護される方とのコミュニケーションにロボット技術を使用した介護ロボットだ。生活支援の製品例としては、メーカによりさまざまな特徴がある。「見守り機能付き服薬支援ロボット・FUKU 助（株式会社メディカルスイッチ）」は、服薬タイミングにあわせて介護者に対し、声かけを行ってくれる。日常的な会話やイベントの司会なども行える「PALRO 高齢者福祉施設向けモデルⅢ（富士ソフト株式会社）」や、雑音に強く高認識専用 LSI を搭載した「音声認識コミュニケーションロボット Chapit（株式会社レイトロン）」もある。

（5）入浴支援分野

　入浴支援分野は、浴槽内への移動を支援する介護ロボットだ。浴槽の出入りは、筋力が低下している高齢者にとって、転倒リスクが高くなる。介護ロボットが支援することで、転倒リスクを下げられる。

　製品例としては「バスアシスト（株式会社ハイレックスコーポレーション）」「wells リフトキャリー（積水ホームテクノ株式会社）」がある。

（6）介護業務支援分野

　排泄支援や見守り、移動支援など、さまざまな介護ロボットからの情報を収集・蓄積し、解析して活用する介護ロボットのことだ。

　製品例としては「ココヘルパ（ジーコム株式会社）」「SCOP Now（社会福祉法人善光会）」がある。費用に関しては、構成する介護ロボットやセンサー、工事費用などによって大きく変わる。介護業務支援分野は、2017年 10 月から追加された分野だ。

　さて、介護ロボットの市場規模はどのくらいだろう？ある調査機関によると、2020 年に 19 億円程度の市場が 2025 年には 36 億円程度まで成長するとの予想だ。市場規模はそれほど大きくないが、5 年でおよそ 2 倍弱の成長市場だ。介護ロボット市場に期待したい。

4　介護ロボットの課題

　以上見たように、介護ロボットは高齢者の自立を支援するばかりでなく、介護業務の生産性や効率の改善、介護者の負担軽減をもたらし、その市場も拡大している。しかしその課題もまた多い。課題は介護ロボットの導入と維持には費用がかかるということだ。もう一つは導入する側の施設の心理的抵抗感、物理環境や通信環境のハードルが大きい。

　まず費用の点を見ていこう。介護ロボットは高額な機器が多く、導入にあたっては費用が掛かる。たとえば介護者に装着する移乗支援ロボットでは 30 万～ 200 万円、利用者を抱え上げるなどのロボットでは 90 万～ 100 万円で、しかも複数台が必要だ。さらに自動排泄処理装置では価格は 40 万～ 90 万円、入浴支援機器では 40 万～ 180 万円だ。また見守り機器や介護業務支援機器では製品自体に工事料金も必要となり高額だ。

　こうした費用負担については、地域医療介護総合確保基金を活用した介護ロボットの導入支援も行われている。たとえば装着型、非装着型の移乗支援ロボット、入浴支援等については上限 100 万円、見守りセンサー導入に伴う通信環境整備には上限 750 万円の補助額も設定されている。

　また見守り機器については 2021 年介護報酬改定で、見守りセンサーを活用した場合の夜勤職員配置加算の緩和や、移乗支援ロボットやセンサー、ICT、インカムのテクノロジーを活用した施設の介護福祉士数の緩和で見守りセンサーや介護ロボット導入の後押しをしている。

　こうした費用面の課題に加えて、施設側ではロボット導入に対する心理面の不安もある。もともと「介護は人の手で行うもの」という思いが介護施設には強い。また導入例が少ないためにその効果を実感しにくいという面もあるのだろう。

　さらに導入する施設の物理的環境、通信環境の課題も大きい。介護施設の１床あたりの床面積が狭いために、複数台のロボットが施設内を移動す

るのが困難だ。さらに複数台のロボットを収納するスペースもない。さらに、現状の介護施設の情報通信環境が整っていない。WiFi環境すらない、ましてや5G通信環境もない。こうした介護施設の環境を整備しない限り、ロボットの介護施設への導入は無理だ。

こうしたさまざまなハードルを乗り越えるには、介護現場における実証フィールドを増やし、エビデンスデータを積み重ねることが必要だ、また開発にあたっては、企業側のテクノロジー優先姿勢ではなく、介護現場のニーズから出発する開発志向が必要だ。「こうした技術があるから使ってみてください」ではなく、「開発者が現場に入りこんで現場と一緒に課題を解決する」という開発姿勢が重要だろう。

以上、AIケアプランと介護ロボットの現状を振り返ってみた。まだまだ課題は多いが、AIケアプランと介護ロボットの推進は始まったばかりである。今後のさらなる技術進歩とその現場への普及に期待したい。

参考文献

NTTデータ「AIを活用したケアプラン作成支援の実用化に向けた調査研究」令和元年度老人保健事業推進費等補助金老人保健健康増進等事業 2020年3月
厚生労働省・経済産業省「ロボット技術を介護利用における重点分野」2017年10月改訂
厚生労働省老健局 介護ロボット開発・普及推進室資料より 2018年12月

コラム　ケアマネジャーは在宅ケアのカナメ

　横須賀の衣笠病院で病院外来や老健の仕事の傍ら、訪問診療の手伝いも行っている。６月の梅雨の晴れ間に切通しのトンネルを抜けて丘陵地帯にある集落を訪れた。そこは緑にかこまれたトトロの杜だ。ウグイスの鳴き声がする。患者さんの家の前の車を止めるといつもケアマネさんの車が止まっている。玄関のチャイムを鳴らすとケアマネさんが出てくれる。患者さんは視力障害と難聴があり、ベッドに腰かけている。最近、家の中で窓を開けようとして、転倒骨折して入院し、病院を退院したばかりだ。

　ケアマネさんが訪問診療の時にいてくれると、訪問看護の様子やヘルパーさんの話が聞けてありがたい。また入院中のことも患者さんに代わって説明してくれる。しっかりとしたケアマネさんで、我々も頼りにしている。

　ケアマネさんはケアプランを作るのが仕事だ。しかしこのケアマネさんのように在宅の現場にも出てきて、我々の話も聞いてくれるケアマネさんはそんなにはいない。先週、訪問したときはそのケアマネさんが居なくて、ヘルパーさんが代わりにいた。いつものケアマネさんに会えないことで、ちょっと寂しい気がした。

　在宅ではケアマネさんが欠かせない。医療ニーズが高い要介護者が最期まで暮らしていくには、ケアマネさんの腕にかかっている。経管栄養、導尿、インスリン注射といった医療行為を担う医療サービス、身体介護、生活援助といったヘルパーサービス、時にはデイサービスやショートステイなど、在宅ケアのマネジメントの要となるのがケアマネさんだ。

　しかしケアマネさんは忙しい。なかなか在宅の現場に出てこれない。忙しい介護保険事務の作業の合間を縫って現場に来てくれるケア

マネさんはありがたい。ケアマネ事務所の ICT 化や AI ケアプランで
ケアマネさんの仕事を効率化して、現場にもっと出てこられるように
してほしいものだ。患者さんのお宅で、ケアマネさんと会うたびに、
そう思う。

著者略歴

武藤正樹（むとうまさき）
社会福祉法人日本医療伝道会衣笠病院グループ相談役

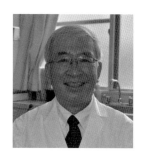

　1949 年神奈川県川崎市出身　1974 年新潟大学医学部卒業、1978 年新潟大学大学院医科研究科修了後、国立横浜病院にて外科医師として勤務。同病院在籍中厚生省から 1986 年〜 1988 年までニューヨーク州立大学家庭医療学科に留学。1990 年国立療養所村松病院副院長。1994 年国立医療・病院管理研究所医療政策研究部長。1995 年国立長野病院副院長。2006 年より国際医療福祉大学三田病院副院長・同大学大学院医療経営福祉専攻教授、2018 年 4 月より同大学院医学研究科公衆衛生学分野教授。

　2020 年 7 月より現職。

　政府委員としては、医療計画見直し等検討会座長（厚生労働省 2010 年〜 2011 年）、高度情報通信ネットワーク社会推進戦略本部「医療情報化に関するタスクフォース」レセプト情報等活用作業部会座長（内閣府 2011 年〜 2012 年）、中医協入院医療等の調査評価分科会会長（厚生労働省 2012 年〜 2018 年）、規制改革推進会議医療介護ワーキンググループ専門委員（内閣府 2019 年〜 2021 年）。

　著作としては、「2025 年へのカウントダウン〜地域医療構想と地域包括ケアはこうなる〜」（医学通信社 2015 年）、「2040 年医療介護のデッドライン」（医学通信社 2019 年）、「新型コロナで医療が変わる」（日本医学出版 2020 年）、「医療介護の岩盤規制をぶっとばせ！」（篠原出版新社 2021 年）、「コロナで変わるかかりつけ医制度」（ぱる出版 2022 年）など多数。

著者連絡先　〒 238 − 8588　神奈川県横須賀市小矢部 2 − 23 − 1
社会福祉法人日本医療伝道会衣笠病院グループ　電話 046 − 852 − 1182
メール muto@kinugasa.or.jp

医療・介護 DX ～コロナデジタル敗戦から AI まで～

発　　行　　2023 年 6 月 10 日　　初版第 1 刷発行

著　　者　　武藤正樹

発行人　　渡部新太郎

発行所　　株式会社日本医学出版

　　　　　　〒 113-0033　　東京都文京区本郷 3-18-11　　TY ビル 5F

電　　話　　03-5800-2350　　FAX　　03-5800-2351

印刷所　　モリモト印刷株式会社